Enders

Homöopathische Heuschnupfenfibel

Homöopathische Heuschnupfenfibel

Ein Lesebuch über Allergien, Asthma und auch Erkältungen

Von Dr. med. Norbert Enders

HAUG

Karl F. Haug Verlag · Heidelberg

Die Deutsche Bibliothek – CIP-Einheitsaufnahme

Enders, Norbert:
Homöopathische Heuschnupfenfibel: ein Lesebuch über Allergien, Asthma und auch Erkältungen / von Norbert Enders. – Heidelberg: Haug, 1992
(Reihe Homöopathie und biologische Medizin)
ISBN 3-7760-1251-X

Titel-Nr. 2251 · ISBN 3-7760-1251-X

Umschlaggestaltung: Manfred Eickhoff, Speyer

Satzkonvertierung: Filmsatz Unger & Sommer GmbH, 6940 Weinheim
Druck und Verarbeitung: Progressdruck GmbH, 6720 Speyer

Inhalt

5. NIESEN

ZWEITER TEIL

Die Arznei

Wissen begegnet uns in Büchern,
Weisheit im Geheimnis der Schöpfung.
– Sprichwort –

Vorwort

Wie könnte es anders sein, als daß diese Fibel aus Zwiegesprächen mit der Not entstand. Heuschnupfen, Heufieber, Heuasthma kehren allfrühjährlich wieder wie ein Bettler, dem wir einmal einen dicken Fisch zum Essen gaben. Er haftet klebrig, plagt uns mit seinen Klagen, stellt seine Ansprüche. Solange, bis wir ihm das Fischen beibringen.

Heute darf ich Ihnen das Wissen um das Fischen näherbringen. Ob Sie dadurch auch weiser werden, entscheidet Ihr Umgang mit diesem Wissen. Meist sind wir derart geschäftig mit den *Inhalten* des Heuschnupfens oder irgendeines anderen Ereignisses zugange – wie beispielsweise mit der Unfähigkeit des Behandlers, „den Heuschnupfen immer noch nicht weggekriegt" zu haben -, daß dem *Gehalt* eines Geschehens höchst lieblose Gebühr gezollt wird.

Fragen wir uns, weshalb die Anzahl der Betroffenen stetig zunimmt, so bleibt uns als oberflächliche Betrachtungsart nur die Zunahme der Allergene. Das kann aber nicht die wahre Ursache sein. Denn seit Jahrtausenden gibt es Birken, Gräser, Blumen und Heu, und seit Jahrtausenden gibt es Menschen, die keinen Heuschnupfen haben. Was also hat sich in uns verändert, daß wir gegen natürliche Stoffe der Natur empfindlicher werden? Was muß sich verändert haben, daß wir durch die Berührung mit der Natur leiden müssen!

Die Natur ist Teil der Schöpfung, genauso wie wir Menschen Teil eines höheren Schöpfergeistes sind. Sind es vielleicht doch die gestörten Beziehungen unter den Teilen der Schöpfung, die eine freudige Berührung miteinander in Leid verwandeln? Fragen wir uns mit Besinnlichkeit, damit wir uns wieder auf Wesentliches besinnen können. Dann wird die Antwort auf uns zukommen!

Die Homöopathie wird nicht nur Antworten auf unsere Fragen fördern, sondern ihre Arzneien werden auch das äußere Leid besänftigen, die äußerlichen Störungen heilen. Die wahre Heilung aber, das Heil, kommt aus mir selbst: durch die Wiederherstellung meiner Ordnungsbeziehung mit der Schöpfung, dem Schöpfer, den Geschöpfen.

Es ist mir angelegen, all jenen Leidenden zu danken, die diese Niederschrift erzwangen, indem es denselben nur allmählich besser ging. Sie erlaubten mir jedoch, mich ans Meer zurückzuziehen, wo der Abstand zur Not die Spreu vom Weizen trennt.

Dank sei meinen Schüler-Freunden, den Brüdern *Boris* und *Oliver Ley*, die – endlich auf dem Weg der Heilung – mich drängelten, auch anderen das Bewährte, das Wesentliche, das Heilende zu vermitteln. Das ist Mündigkeit!

Dank sei meinen Orient-Freunden *Greg* und *Babsy Anonas* und ihren Kindern *Niccolo* und *Gaea*, die täglich für mich die Sonne putzten, damit die Schatten zum Genuß wurden.

Dank sei mit praller Sympathie meinem Verlags-Freund *Axel Treiber* vom Karl F. Haug-Verlag für seine unermüdlichen Mühen, endlich einen wissenschaftlichen Schreiberling aus mir zu machen. Im Gegenzug darf ich ihm versprechen, mein Image als „homöopathischer Volksschriftsteller" zu liften. Das dürfte in der Tat ein mühevolles Unterfangen werden. Denn wissenschaftlich ist nur das, was sich mit gewichtiger Stimme behaupten läßt.

Ebenso sei meinem Verleger, Herrn Dr. *Ewald Fischer*, für seine verständnisvolle Mühe gedankt, meinen Ideen in seiner reichen Büchersammlung einen geeigneten Platz zu verschaffen.

Iba, Zambales, im Herbst 1991 *Norbert Enders*

Hinweise

Wie bei allen meinen Büchern, stelle ich auch bei diesem den Anspruch auf Unvollkommenheit. Denn es ist nicht mehr als eine einfache Fibel für Laien, die sich der Homöopathie verschreiben, für Studierende der Homöopathie, die noch des Mutes bedürfen, um ihre Patienten umgehend mit homöopathischen Arzneien zu versorgen, und für homöopathische Fortgeschrittene, die sich der bewährten Anwendung bedienen und sich an deren Erfolg erfreuen möchten. Keinesfalls ist dies ein Buch, dessen Inhalt ohne Wissen um die Prinzipien der Homöopathie angewandt werden sollte. Dazu bedarf es des fleißigen Lesens meiner bereits erschienenen Bücher, vor allem der *„Hausapotheke"*. Danach wird die Anleitung und Leitung durch einen homöopathischen Arzt ein unabwendbares inneres Bedürfnis. Wie rasch Sie dann lernen und selbständig anwenden dürfen, wird eine Frage des Vertrauens in Ihren Arzt sein, das durch das Maß des Vertrauens in Ihre eigene Person begrenzt wird.

Person

Die empfohlenen Anwendungen sind bewährter Natur. Alles ist gut, was sich zum Guten hin bewährt hat. Vergessen wir jedoch nicht, daß jede offenbare, jede äußerliche Erscheinung nur ein Hinweisschild ist auf dem Zugang zur Einsicht in die Person. Nur der erfahrene homöopathische Arzt kann entscheiden, ob Ihre äußerliche, Ihre offenbare Beschwerde von einer höherwertigen, personenbezogenen Ordnung angeführt wird. Diese sogenannten „subjektiven Daten der Person" sind aber nur durch Anschauen, Anhören und Erfühlen des kranken Menschen zusammen mit den Daten *Ihrer Beobachtung* ermeßbar, erfaßbar und begreifbar. Erst dadurch erfahren wir das, was der kranke Mensch uns verschweigt, aber nicht verbergen kann. Denn seine Wirklichkeit liegt in dem, was er uns nicht mit Worten offenbaren will oder nicht vermitteln kann. Das ist das WER. Oder wie es mein Lehrer *Dorcsi* im vorliegenden Übel zu nennen pflegt: „Was ist das für ein Mensch mit einem solchen Heuschnupfen?!"

Auslösung

Die Auslösung ist nichts anderes als das *äußere* Ereignis auf eine *innere* Vorgegebenheit. Beim Heuschnupfen ist das äußere Ereignis insbesondere die Wetterlage, Wärme, Kälte, Trockenheit, Feuchtigkeit, die Jahreszeit und die Allergene des Pollenfluges. Die innere Vorgegebenheit liegt in der Schwäche der Person, die Einflüsse der äußeren Gegebenheiten zu seinen Gunsten abzuwehren. Eine Abwehrschwäche, doch nicht ausschließlich. Denn die Schwächen tiefer seelisch-geistiger Störungen sind die Auslöser aller offenbaren Schwachstellen. So kann jahrelanger Kummer nicht nur das Abflußrohr der Seele, sondern auch das des Abwehrsystems verstopfen. Die Folge ist ein *Unvermögen*, natürlich zu reagieren oder Allergene auf natürlichem Wege auszuleiten.

Modalitäten

Sie beschreiben einerseits die *Art der Beschwerden*, die Einflüsse aus der *Umwelt*. Das WIE. Andererseits verdeutlichen sie die äußeren oder inneren Umstände, die unsere Leiden *verbessern*, lindern und besänftigen oder verstärken, *verschlimmern* und verhärten. Das WANN. Hier lernen wir auf einfache Weise, uns selbst zu begegnen. Indem wir nichts anderes tun, als Hinschauen und Hinhorchen auf das uns Umgebende wie Wetter, Zeiten und Gezeiten, wie Kühle und Wärme, Lage und Bewegung, Licht und Dunkel, Drinnen und Draußen, Zuhause und Reisen, Gebirge und Meer. Indem wir danach in uns hineinschauen, in uns hineinhorchen auf das, was die Einflüsse und Umstände in uns verändern. Um aber wesentlich zu sein, müssen sie unser leidendes Wesen *zutiefst* schmerzlich oder höchst erfrischend verändern. Ein „Jo, eigentlich schon" kann man vergessen; ein „Jaaa, dasss muß ich Ihnen sagen!" verdient höchste Beachtung. Die Modalitäten begriffen zu haben, sie verinnerlicht zu haben, bedeutet die erste wahrliche Begegnung mit meinem Selbst und mit dem Selbst der andern. Dabei lerne ich, die Dinge so anzunehmen, wie sie für mich und für den andern nun mal sind. Sie müssen ja nicht ewig so bleiben.

Verfassung

Aussehen, Haltung und Verhalten, Ausstrahlung oder Fahlheit, Mimik und Gestik, Sprache und Stimme, Weinen und Lachen sind keine kontrollierbaren Willensäußerungen, sondern spontane Spiegelungen der inneren Verfassung. Sie formen die „Körpersprache" als Instrumentarium der Seele. Sie formen die äußere Erscheinung, das Temperament und skizzieren die ererbte Anlage, die wir *Diathese* nennen, als den Ausgangspunkt und die Ursachen für die Krankheitsbereitschaft. Die Voraussage über einen Krankheitsprozeß wird dadurch erst möglich. Denn jedes Lebewesen ist eine Ganzheit, ein Individuum. Es hat seine ihm eigene Erscheinungsform und Reaktionsart, seine subjektive seelisch-geistige Verfassung, die wir *Konstitution* nennen. Sie setzt sich aus angeborenen und erworbenen Strukturen zusammen und begegnet uns in der Anpassung des Individuums an seine Umwelt und in seiner Reaktion auf diese Anpassung.

Anlage

Die *Diathese* gewährt uns noch tiefere Einsichten in das Angeborensein unseres Unvermögens, unserer Unzulänglichkeit, unserer Unvollkommenheit, unserer Organ- und Systemschwächen. Sie erklärt unsere Bereitschaft zu bestimmten Krankheitsgruppen, die sich je nach erlebten Umweltbedingungen als Krankhaftigkeit Ausdruck verleiht. Sie bestimmt im wesentlichen unsere kränkelnde Verfassung, denn sie ist die eigentliche Auslösung unseres Soseins.

Die Daten aus der Vergiftungslehre einer Arznei entscheiden die krankmachenden Kraft der Anlage der ihr entsprechenden Person. Das heißt, sie bestimmen, inwieweit unsere vorgegebene Krankhaftigkeit, unsere angeborene Minderwertigkeit, leiblich als Kranksein offenbar wird. Denn sie verdeutlichen uns den Angriffspunkt der Arzneiwirkung als örtlichen Schmerz und begründen durch den Angriff der Arzneiwirkung die Entstehung der Schmerzen, der Empfindungen und der Beschwerden. Die Zuordnung des kranken Menschen zu einer der Diathesen – *lymphatisch, lithämisch, destruktiv* – verspricht durch die bessere Arzneiwahl einen besseren Heilerfolg.

Lymphatisch: Er ist der tuberkulinische, *liebenswerte*, heiter-melancholische, schüchtern-gehemmte Mensch mit kreativem, phantasiereichem Intellekt. Er lebt gern gesellig, *im Miteinander.* Sein größtes Problem im Leiblichen ist seine Erkältlichkeit, sommers oder winters, mit allen katarrhalischen Erscheinungen, Entzündungen und vergrößerten Lymphdrüsen.

Lithämisch: Er ist der *bedauernswerte*, laute Prahler, der an der Theke einer Bierspelunke in übertriebener Manier sich und seine Geschichten aufdrängt. Selten zu Hause, lebt er an seiner Familie vorbei, *im Nebeneinander* mit seinen Mitmenschen. Nachts schwitzt er alles aus, was der Stoffwechsel an Giften für Diagnosen wie Gicht, Rheuma, Diabetes, Haut- und Schleimhauterkrankungen produzieren kann. Nur die Aussicht auf einen schwülen Tag kann ihn trösten, weil dann seine Nase endlich läuft, seine Ohrtuben sich öffnen, die Bronchiensekrete sich abhusten lassen, kurzum, weil das in Gang gesetzt wird, was durch kontinuierliche Vergiftung „durch den Mund" (Nahrung, Getränke oder Medikamente) unterdrückt wurde.

Destruktiv: Er ist der luesinische, syphilitisch-destruktive, *beklagenswerte*, streitsüchtige, gehässige, feindselige und mißtrauische Mensch mit seiner Geistesschwäche, seiner selbstzerfleischenden Ironie, seinem zerstörerischen Intellekt, seinen Süchten und Zwängen: Ordnungssucht, Alkoholsucht, Betäubungsmittel- und Drogensucht, aber auch die Putzsucht in der Wohnung, im Büro und an sich selbst. Seine tief empfundenen Schmerzen verschlimmern sich vom späten Nachmittag an bis zum Morgen. Eigentlich lebt er nur *gegen* sich, gegen seine Umwelt und gegen seinen Schöpfer.

Arzneiname

Einige Arzneinamen haben sich seit diesem Jahrzehnt „verändert". Angeblich sollen sie jetzt wissenschaftlicher klingen. Obwohl diese Änderung für die Herstellerfirmen bereits Gültigkeit besitzt, habe ich sie vorerst lediglich in einer Liste am Ende des Buches aufgeführt. Denn wir können uns nur stufenweise daran gewöhnen, daß unsere bildhafte Vorstellung, die uns mit dem bisherigen Namen verbindet, eine andere Dimension erfahren muß. Der Umgewöhnungsprozeß ist erheblich, denn jeder Name – gleich wofür, gleich für wen – ist so wichtig wie die Vorstellungen und Empfindungen, die wir mit ihm verknüpfen.

Arzneigabe

Eine Gabe entspricht fünf Tropfen oder fünf Kügelchen oder einer Tablette. Diese Gabe geben Sie zehn Minuten vor oder nach dem Essen oder Trinken ohne Wasser auf die Zunge.

Die meisten Arzneien werden in allen drei Darreichungen angeboten. Einige Arzneien, vor allem Säuren, Phosphor, Brom und Petroleum sind nur flüssig haltbar. Die metallischen Arzneien sind erst ab D8 flüssig oder in Kügelchen vorhanden, davor nur in Tablettenform. Alle Arzneien sind nur in der Apotheke erhältlich *(apothekenpflichtig)*. Sie brauchen jedoch nicht vom Arzt verschrieben zu werden *(nicht verschreibungspflichtig)*, sind also jederzeit ohne Rezept käuflich.

Bei *akuten Störungen* können Sie eine Gabe stündlich oder zweistündlich wiederholen, wie im Text angegeben. Bei Nachlassen der Beschwerden geben Sie die Gabe weniger häufig. Das heißt, Sie handeln nach der Intensität der Beschwerde. Nach Besänftigung der akuten Störung werden die verschiedenen Potenzierungen mit folgender Regelmäßigkeit eingenommen:

bis D3 – dreimal täglich 10 bis 20 Kügelchen
bis D6 – dreimal täglich eine Gabe
bis D12 – zweimal täglich eine Gabe
D30 – einmal wöchentlich eine Gabe oder nach Bedarf
D200 – einmalig eine Gabe, nicht vor 4 Wochen wiederholen
M steht für Mille, Tausend – nicht vor 6 bis 8 Wochen wiederholen
LM6 – dreimal wöchentlich eine Gabe. Davor die Flasche in eine Hand nehmen und 10 × in die andere Hand kräftig aufstoßen (verschütteln)!

Während der *akuten Störungen* setzen Sie die von Ihrem Arzt verschriebene Basisbehandlung vorübergehend ab. Ist die Störung behoben, dann nehmen Sie die Basisbehandlung wieder auf.

Wenn nach einer Arzneigabe eine *Besserung der Beschwerden* eintritt, so warten Sie mit ihrer Wiederholung, bis Sie den Eindruck haben, daß die Wirkung der Arznei nachläßt. Eine Steigerung der Arzneiwirkung durch Erhöhung der Einzelgabe oder durch vermehrte Wiederholung der Gabe ist nicht zu erwarten. Der Arzneireiz benötigt einen gewissen Zeitraum und einen bestimmten Zeitablauf, bis er anspricht.

Dieser Arzneireiz wird durch ein Kügelchen oder einen Tropfen genauso erreicht wie durch zwanzig oder hundert. Die *Qualität* einer Arznei steht in keinem Bezug zur *Quantität*. Hier lernen wir umzudenken: Menge macht nicht Gesundheit. Menge ist meßbar, Gesundheit ist eine Ermessensfrage. Aus diesem Grunde ist es auch nicht besorgniserregend, wenn Kinder – wie so gerne – genüßlich ein ganzes Fläschchen Kügelchen lutschen. Dies entspricht im Grunde einer Gabe.

Im *Notfall* können Sie jede Arznei in einem Viertel Liter Wasser auflösen („in Wasserlösung“) und davon alle fünf Minuten einen gewöhnlichen Schluck trinken oder mit einem Plastiklöffel einnehmen.

Die homöopathischen Arzneien haben *keine Nebenwirkungen*. Bei sehr empfindsamen Menschen und bei zu häufiger Wiederholung der Arzneigabe kann es zu überschießenden Reaktionen kommen, die jedoch nicht als schädliche Arzneiwirkung zu betrachten sind, sondern als Zeichen der richtigen Arzneiwahl. Nach Absetzen der Arznei klingt diese sogenannte *Erstverschlimmerung* schnell wieder ab. Im allgemeinen empfehle ich, Arzneien in D6 bis D12 drei Tage auszusetzen und danach mit weniger häufigen täglichen Gaben fortzufahren.

Arzneiverzeichnis

Üblicherweise habe ich im „Zweiten Teil" die Arzneien nochmals zusammenfassend dargestellt. Davon habe ich diesmal abgesehen. Es ist mir in dieser Fibel angelegener, Ihnen neben dem beschreibenden Text des „Ersten Teiles" eine tabellarisch überschaubare Zusammenstellung der Heuschnupfen-Symptome einer Arznei anzubieten. Ohne dabei mit kurzen Worten die Erscheinung, das Verhalten oder Aussehen der „Person mit gerade diesem Heuschnupfen" zu vernachlässigen. Ein rascher Zugriff zum Verständnis Ihrer Arznei ist mir dabei wichtig.

Beschwerdeverzeichnis

Zur besseren Überschau habe ich ein sogenanntes *Repertorium* als „Dritten Teil" hinzugefügt. Das Verzeichnis habe ich der *„Bewährten Anwendung der homöopathischen Arznei"* entnommen, habe es den hier beschriebenen Beschwerden angepaßt, es umgesetzt und ergänzt. Es eignet sich besonders gut zum raschen Nachschlagen bei akuten Störungen, bevor Sie – kopflos, aber verständlicherweise – zur nächstbesten Arznei greifen und bedenkenlos eine nach der anderen schlucken. Sie finden darin auch Störungen, die ich im Text nicht beschrieben habe, wie das Heuasthma, den Husten, den Erkältungsschnupfen, die Ihnen die Möglichkeit des Vergleiches bietet und eine erweiterte Arzneiwahl zur Verfügung stellt.

Erster Teil

DER LEIDENDE MENSCH

1. Wer

Hauptrollen

Was muß wohl mit jenen Menschen geschehen sein, die zu Beginn aufkeimender Blüte, die unser Innerstes wärmend berührt, vom Heuschnupfen überfallen werden?! Ist das Frühjahr nicht die Zeit uneingeschränkter Berührung mit der Natur, durch die wir selbst gleichermaßen aufblühen, wachsen und reifen dürfen? Was also muß geschehen sein, daß Berührung mit der stofflichen Natur stoffliche Leiden auslöst? Oder ist es, daß wir durch die Begegnung mit der Natur uns selbst begegnen und uns berühren müssen, um uns endlich zu begreifen? Das tut gewiß weh, wenn wir es so lange durch allerlei Ablenkungen, Ausflüchte und Ausreden auf die lange Bank geschoben haben. Oder sind wir der Berührung unfähig, weil wir nie Berührung erleben durften, als wir ihrer Gnade noch hilflos ausgeliefert waren? Erleben wir die Bilder jener Menschen gemeinsam, die wegen ihrer „Frühjahrsallergie" am häufigsten die Praxis aufsuchen. Vielleicht erkennen wir uns selbst oder den anderen und können beiden helfen, die Berührungsfähigkeit wieder zu erwerben oder neu zu erlangen.

a) In der Tat! *Berührungsunfähigkeit* ist das Brandmal dieses weitverbreiteten Menschen. Flüssigkeit, Feuchtigkeit und Wärme sind Zeichen des Lebendigen. Ihm aber fehlt das *Salz* der frühen Lebensjahre, das Flüssigkeit anzieht, aufsaugt und in lebendige Bewegung versetzt. Trockenheit ist Leblosigkeit, ist Todesnähe. Lange anhaltende und lange zurückliegende *Sorgen, Kümmernisse* und *Demütigungen* haben ihm das Salz des Lebens, die Stütze des Aufrichtens, die Berührung mit der Erde und dem Wasser vergällt. Haben die Haut, die Gewebe, die Gedanken und die Seele *ausgetrocknet*. Haben den Fluß, die Beweglichkeit der Gedanken, der Gefühle, der Ausscheidungen ins Stocken versetzt. Seinen Kummer trägt er im Stillen aus, zieht sich zurück, schlägt die Tür zu und schließt sie ab. Im Frühjahr aber, wenn die Lebensgefühle erwachen, steigen seine alten Sehnsüchte in ihm auf. Er möchte die Schöpfung umarmen, kann aber nicht mal mehr in einer blumenstrotzenden Frühlingswiese spazierengehen ohne

Natrium muriaticum D200

1 Gabe wöchentlich, falls nötig, sonst holt er sich einen Heuschnupfen. Denn ohne die Arznei folgt den tränenden Augen alsbald ein klarer, wäßriger, schaumiger Schnupfen mit erschütterndem, krampfhaftem, *morgendlichem* Niesen. Überall, wo Berührung zwingend wird, in der wärmenden *Sonne*, an der feuchten *Meeresküste*, im menschlichen Zusammenleben, verübelt sich sein Leid. Obwohl er im Grunde immer *friert* und sich nach Menschen sehnt. Aber er vermeidet die Begegnung, zieht sich wie ehedem zurück. Dort wünscht er nur zu liegen, wartet auf die Wirkung der Arznei, die ihm ebenso wie seine enge Kleidung, die aufrechte Rückenlehne, das harte Bett den nötigen Halt geben werden, solange er menschlichen Halt ablehnt, um aufrichtig einer fähigen Berührung entgegenschreiten zu dürfen.

b) Dieser Mensch hat nie erleben dürfen, was menschliche Berührung bedeutet. Wie also könnte er sie auf die Natur, auf die Schöpfung übertragen! Mangel an Berührung führt zum Verlust der Berührungsempfindung und folglich zur *Angst* vor Berührung mit allem, was lebendig ist. Die Angst gebiert Lebensschwäche, zu deren Abwehr sie Zwänge nährt, die den mangelnden Halt mit künstlichen *Ordnungsabläufen* wettzumachen suchen, um wenigstens nicht haltlos zu werden. Wo aber Ordnung herrscht, ist die lebendige Bewegung verlorengegangen. Es herrscht Stille, die jedoch von einer innerlich getriebenen *Unruhe* vergiftet wird. Wie die Ruhe vor dem Start, wie ein Löwe im Käfig. Das ist tödlich, wie im Leichenhaus. Da ist die Unruhe ausgebrochen. So verschwendet er *zwanghaft* großen Wert auf sein Äußeres, sieht aus wie aus dem Ei gepellt, wo die Farbe der Socken der Farbe der Krawatte gleicht oder der Farbe seiner Unterhose. Seine Manieren, *peinlichst genau* einstudiert, und das stets verbindliche Lächeln dazu hinterlassen den Eindruck selbstsicheren Auftretens. Lassen Sie sich nicht beeindrucken! Das sind nur Teile seines Korsetts, das er seinem Ich umzwingt, um es nicht zu verlieren. Das hieße *Zerfall*, Auflösung, wahres, nacktes Ich, das uns sein Bild im Bild von

Arsenicum album D30

1 Gabe bedarfsweise, widerspiegeln läßt. Als Arznei wird sie ihn dem lebenslänglichen Tod in der Hölle entreißen. Denn das Feuer der Hölle *brennt* in all seinen Geweben, unerträglich, auch beim Heuschnupfen und Asthma. Aber das Höllenfeuer heizt ihn nicht auf. Er bleibt *kalt* und *friert* beständig. Trotzdem sehnt er sich nach *Wärme*, ja nach Hitze, die einzig sein Brennen *lindern*. Seine Sehnsucht richtet sich eben auf lebendige Feuer.

c) Bei einem Licht und Sonne, Leuchtendes und Strahlendes, Glanz und Glitter liebenden Menschen wie diesem, sind die Schatten nicht fern. Dann nämlich, wenn ihm nicht die Möglichkeit gegeben war, Gefühl und Sinne seiner unbewußten Welt zu leben und zu erleben. Im Grunde trägt er ein *heiteres*, sonniges, strahlendes Wesen vor sich her, äußerst empfindsam, schöpferisch, *phantasiereich* und höchst *schlampig* in seinem Zimmer, im Umgang mit der Zeit und mit Versprechungen. Aber jede Erkrankung wirft ihn ins Dunkel seiner Schatten. Er verliert seine Leuchtkraft und *verbrennt* bis zur Erschöpfung. Alles, was das Dunkel in seiner ungewohnten Wirklichkeit gebären kann wie Schlaf, Träume, Einbildungen, Alleinsein, Tod, Kontrollverlust, getrübtes Bewußtsein, herabgesetzte Hemmschwelle und deren Folgen, werden zu seinen Feinden. Zum unheimlichen Inhalt seiner Empfindungen und Handlungen: bedrohende Angst, *Fratzen*, Stimmen, Blitze und *Hellsichtigkeit*; Erregung, Hochstimmung, Ekstase, Haßliebe und geschlechtliche Manie; Melancholie, Gleichgültigkeit und Umnachtung. Das ist der Lebensweg des Lichts, des Leuchtenden, des Erleuchteten, wenn es unterdrückt wurde. In der Praxis spüren wir einen Teil dieser Erregung oder Leblosigkeit, falls wir unserem Spürsinn stattgeben. Selbst beim Heuschnupfen, der die Erregung der Person in der Erregung der *brennenden* Schleimhäute widerspiegelt und nach Erlösung durch

Phosphorus D30

1 Gabe bedarfsweise, geradezu schreit. Im *Hals beginnend* steigt er nach oben und nach unten, plagt die lichtscheuen Augen mit viel Tränen, die Nase mit wenig wundem Fluß und die Bronchien mit asthmatischer,

trockener, wunder Atemnot. *Kaltes Wasser* ins Gesicht und getrunken *lindert*. Diese Arznei hat in der 1990-Epidemie die größten Heilchancen verteilt. Je nachdem, ob das Zuviel oder Zuwenig seine ausgewogene Mitte finden konnte.

d) Berührungsängste sind auch das Hauptleiden dieses kräftigen Menschen mit *rotem* Kopf und hitzigem Gemüt. In Zeiten des Übergangs, der Wandlungen und Neugestaltung, dann wenn beispielshaft die ruhende Kraft des Winters in die formende Kraft des Frühlings übergeht, fühlt sich jeder kontrollbedürftige Mensch unwohl. Das rüttelt an seinem wohlgebauten Nest, an seinem Image, an seiner Sicherheit. Dazu schmeichelt der erste warme *Sonnenstrahl* und die erste wohltuende *feuchte Wärme* sein Gemüt und neigt dazu, so manche hübsch verpackte Seelensehnsucht zu beleuchten. Sein eigentliches Schicksal ist der Kampf zwischen einer hohen Intelligenz und einer gleichsam starken Libido. Letztere legt er an Ketten unter Kontrolle, spielt den Coolen. Aber die *Unterdrückung* seiner Gemütsimpulse *stauen* sein Wesen wie seinen Körper. Durch mitteilsames Reden macht er sich deshalb Luft, denkt laut, stürzt sich begeistert auf allerlei Ideen philosophischer, politischer oder religiöser Färbung und versucht, recht spritzig, hitzig und schwitzig, jeden davon zu überzeugen. Er läßt sich aber auch von der Unrichtigkeit seiner Überzeugungen belehren und vertritt mit gleichem Fanatismus die gegenteilige Lehre. Das erinnert uns an die Antiraucher- und Antialkoholiker-Kampagneure, die ehedem genüßliche Smoker und Trinker waren. Wenn er sich nicht auf solche Weise umständehalber Luft machen kann oder wenn in Zuständen getrübten Bewußtseins wie in der *Nacht*, im *Schlaf*, sein Kontrollbedürfnis über seine genüßlichen Impulse schlummert, dann stauen und ballen sich seine Schwachstellen zum gewaltigen Ausbruch in gefangenen Schmerzen oder *erleichterndem Fließen*. Wenn wir das Wesentliche dieser Person verstehen, fällt es uns nicht schwer, das Wie und Wann seiner Leiden, Heuschnupfen eingeschlossen, nachzuvollziehen. Solange die Nase nicht rinnt, durch Nasenspray oder Schlaf unterdrückt, staut sich sein *Kopf*, eher *links* mit heftig *pulsierenden* Schmerzen *bis in die Nase* runter. Der Schlaf, selbst ein *kurzes Schläfchen tagsüber*, bringt ihm nicht Gutes. Er erwacht mit lichtscheuen Augen, mit kräftigem Niesen und mit erstickendem Reizhusten. Er *schnappt nach Luft*. Nichts darf seinen *Hals* berühren, sonst fühlt er sich tatsächlich *erwürgt*. Nichts kann man ihm Gutes antun, außer ihm

Lachesis D30

1 Gabe bedarfsweise, zu empfehlen, aus einiger Entfernung ihm Luft zuzufächeln und kühles, trockenes Wetter zu bestellen.

NOTIZEN:

Nebenrollen

Eigentlich gibt es keine Nebenrollen. Denn wenn eine Arznei darunter ist, die Ihnen entspricht und den Frühjahrs-Plagegeist austreibt, dann spielt sie in Ihrem Leben gewiß die erste Rolle. Wie auf der Weltbühne habe ich die Rollen entsprechend ihrem Auftritt verteilt. Die Beteiligten stricken jedoch alle am selben Thema mit: Unfähigkeit zu berühren oder berührt zu werden von allem, was wärmt, befeuchtet und lebendig keimt.

a) Im Innern dieses blassen, dürren Menschen hat sich ein Gefängnis aus *Quarz* kristallisiert, das Rundes, Pralles, Warmes und Feuchtes ausgeschlossen hat. Wir erleben einen kolossal *frostigen Kümmerling*, dessen Schicksal von zuviel Schwäche bei zuwenig zärtlichem Halt gezeichnet ist. Scheuheit ist in all seiner Art, sich zu geben, geleitet von einer ständig *bewußt erlebten* menschlichen *Unvollkommenheit.* Wir haben also beides: die natürliche Unzulänglichkeit der Organe und Organsysteme und die unnatürliche Unverständigkeit seiner Umwelt. Das ist zuviel an Minderwertigkeit, um sie einer Welt vollwertiger Erwartungen entgegenzusetzen. Er gibt auf! Wo aber keine Anforderung besteht, verkümmert die Herausforderung. Wo keine Stütze greifbar ist, wird das Schwache schwächer. Wo kein Halt ist, werde ich *haltlos.* Wundert es uns, daß er schon lange kein Bedürfnis mehr hegt, Größe, Kraft und Fähigkeiten seiner Umwelt anzustreben? Das *Nicht-Können* mündet im *Nicht-Wollen.* Ist noch ein Rest an Willen vorhanden, dann wird sich sein Ziel nur *langsam* und mühsam gestalten. Genauso wenig wie die Seele finden seine Organe, sein Stützgewebe und Halteapparat den nötigen Anreiz, sich zu formen und Krankhaftes abzuwehren. Seine Haltung verbiegt und beugt sich, er wird haltlos, bis er *knickt.*

Silicea D12

2 × 1 Gabe täglich, wird zu seinem Strohhalm, der in gleicher Weise durch *Kieselsäure* aufgerichtet wird, immer in Gefahr, leicht wieder zu brechen. Sein Heuschnupfen ist wie alle seine Absonderungen: *fließend,* dünn, wäßrig, *scharf* und wundmachend. In der *Nasenwurzel* und am *Eingang der Ohr-*

tube im Rachen *juckt* es. Fröstelig wie er ist, verursacht der *geringste Luftzug* irgendwo am entblößten Körper einen heftigen *Niesanfall*, *morgens* ganz besonders. Deshalb hüllt er sich von Kopf bis Fuß in warme Decken, Schals und Socken. Das sind gewissermaßen seine vor Berührung schützenden Mauern. Es verbleibt der Arznei, sie einzureißen.

b) Auch bei diesem Menschen hat die Schwäche ihre Kerben mit Lanzen ins Schicksal gehauen. So leidet er unter *stechenden Schmerzen*. Sie sind unabhängig von Bewegung, kommen in jeder Art von Gewebe vor. Eine beliebte Stelle ist die *rechte untere Brust*. Die Heftigkeit des Stechens geht dort – bei Lungenleiden wie beim Heuasthma – bis in den Rücken durch. Der heftige, lang *anhaltende Husten* tritt anfallsweise auf, bevorzugt gegen *3 Uhr* morgens. Wenn er jetzt nicht

Kalium carbonicum D6

3 × 1 Gabe täglich, einnimmt, wird er sich aufrecht setzen, seinen Oberkörper nach vorn beugen und wenig zähen, *fadenziehenden* Schleim *hervorwürgen*. Eine große, *reizbare Schwäche*, des Zuspruchs abgeneigt, begleitet alle Beschwerden: im intellektuellen Teil des Hirns, im unregelmäßig schlagenden Herzen, im lahmen Rücken, in den versagenden Beinen. Seine Reizbarkeit treibt ihn leicht ins Schwitzen. Ein wäßriger, schwacher, gepiekster Mensch, dem manchmal die oberen Augenlider *säckchenförmig* aufdunsen. Zumindest solange er der Arznei unkundig bleibt.

c) Sein Problem ist nicht mehr allzu sehr das Vermögen oder Unvermögen zur Berührung, seine Unzulänglichkeit liegt in dem, was seine Vorfahren ihm an Unvollkommenem weitergaben. Dieses Erbgut nennen wir *Diathese*. Jedem ist seine eigene in die Wiege gelegt, wo sie beginnt, das zu bewirken, was uns am Vollkommensein hindert. Die Natur hat diesem kranken Menschen das höchste Maß an Unfähigkeiten zugedacht, aber auch die größtmöglichen Chancen, aus diesem Kranksein sein Wohlbefinden zu schöpfen. So hat sie schon rein äußerlich aus ihm zwei verschieden anzublickende Gestalten mit hängenden Schultern geformt. Gestalten, die wie Elefanten über die Lebensbühne stampfen. Der eine ist kräftig, rundlich, rot, der andere ist schmal und blaß. Beide sind mit *hitziger, feuriger, bren-*

nender Kraft erfüllt. Ihre Gegenwart mit ihrem verfilzt *stinkenden* Körpergeruch und ihrer lauten, rücksichtslosen Stimme steckt Raum, Sphäre und Anspruch völlig für sich ein. Trotz angemessener Pflege sehen sie irgendwie immer schmutzig, schlampig oder vernachlässigt aus. Auf der Haut und in ihrer Kleidung. Der Runde ist aktiv, nimmt Probleme zur Lösung an und findet durch seine Verbindlichkeit immer einen Trottel, der für ihn die Kleinigkeiten erledigt, bei Mißlingen die Schuld einsteckt und vor der Ehrung entlassen wird. Der Schmale ist passiv, arbeitsscheu, pflegt ein persönliches Weltbild. Er lehnt sich zurück und meditiert darüber, was hätte sein sollen oder was sein müßte. Ein wandelnder Konjunktiv! Ihr Heuschnupfen, der vom *Frühjahr bis zum Herbst* anhalten kann, ist ihnen so gemeinsam wie das Arzneibild von

Sulfur D12

2 × 1 Gabe täglich. *Brennen* überall und *hitzige Röte* der Körperöffnungen. Lichtscheue Augen mit brennenden, scharfen Tränen; brennendes, scharfes Wasser aus der wunden Nase, das *drinnen* und *morgens* die Nase *verstopft*; brennender, wunder, trockener Rachen mit heiserer Stimme und Räusperzwang. Infolge der *Hitze erstickt* er in warmen Räumen, nachts, in der *Bettwärme*, bei *feuchtem, warmem Wetter.* Überall reißt er Türen und Fenster auf, selbst im kühlen Winter. Er giert nach frischer Luft, aber auch nach warmem, trockenem Wetter. Akut ist die Arznei nur angezeigt, wenn sie einigermaßen der Person entspricht, aber auch, wenn Ekzeme in der persönlichen Vorgeschichte weggesalbt wurden oder wenn trotz gut ausgesuchter Arznei die Beschwerden immer wieder erscheinen. *Sulfur* reinigt dann das Geschöpf von oben bis unten und von innen nach außen. Ist es nicht tröstlich zu wissen, daß keiner unter uns so bevorteilt ist, daß er irgendwann in seinem Leben an dieser Arznei vorbeigehen könnte ohne innezuhalten, um erleichternd zuzugreifen?

NOTIZEN:

Geschlechtsrollen

Frauen mögen es nicht sonderlich, wenn wir von ausgesprochenen Frauen-Arzneien oder Männer-Arzneien sprechen. Den Männern ist das zunächst völlig egal. Was immer sie einnehmen, muß wirken! Tut es das, dann ist die Welt und ist die Homöopathie in Ordnung. Tut es das nicht, dann waren sie umgehend getreue Arznei-Schlucker gewesen. Bis sie homöopathisch differenzierter denken lernen, vergehen viele kostbare Jahre. Ausnahmen, die mir rühmlich bekannt sind, verändern diese Regel nicht zu männlichen Gunsten. Männer bekritteln zwar die Emanzipation (= Mündigkeit) der Frauen, haben aber ihre eigene nie in Erwägung gezogen. Das macht sie auf ewig abhängig von Frauen, was die Geschichte und homöopathischen Wartezimmer uns mannigfaltig beweisen.

a) Sagen wir also: Es gibt Arzneien, die *eher* weiblichen und solche, die eher männlichen Wesen entsprechen. So ist der hier zugehörige Heuschnupfen-Mensch eher ein *rundliches* Mädchen oder eine Frau. Lieblich, freundlich, zerbrechlich. Von sanftmütiger und nachgiebiger Ergebenheit mit steter Angst, nicht angenommen zu werden, nicht genug geliebt zu werden. Falls dem so ist, dann weint und jammert sie über alles. Ihr Charakter ändert sich dann genauso, wie der Charakter ihrer Beschwerden *rasch veränderliche Eigenarten* annehmen kann. Mal tut es hier weh, mal dort, mal so, mal anders. Nicht mehr zusammenzubringen! Das würde genügen, um ihr jetzt schon

Pulsatilla D12

2 × 1 Gabe täglich, zu empfehlen. Denn ihr Heuschnupfen ist nur eine äußerliche Variante innerer Vorgegebenheiten. Er ist zwar so eindeutig wie jeder allergische Schnupfen, aber die verändernden Umstände, bessernd oder verschlechternd, sind wiederum von *Widersprüchlichkeit* gezeichnet: Alles *verschlimmert* sich zwar *im Freien* – die Augen tränen, der Schnupfen fließt wund, sie niest krampfhaft, sie *fröstelt* leicht – aber sie liebt es, sich in *kühler, frischer Luft* zu bewegen. Das tut ihr richtig gut. Bei allem Wider-

spruch können wir sie leicht zum Besseren ablenken, indem wir ihr gut zusprechen und sie trösten. Welcher Mann ließe das so gern mit sich geschehen wie sie?!

b) Diese eher *nervösen*, zierlichen, bleichsüchtigen, niedergedrückten und traurigen Mädchen und Frauen sind die noch *frostigere* Ausgabe der *Pulsatilla*-Wesen. Ihre Blutarmut hat sie kalt, schwach und *erschöpft* werden lassen. Während ihres Heuschnupfens leiden sie an *Schwindel* und *Flimmern* vor den trockenen, hitzigen Augen, besonders *morgens* beim Erwachen, die ein *hämmerndes, rasendes Stirnkopfweh* einleiten. Ein flüssiger, fließender Schnupfen *mindert* den *Geruch*. Sie verlangen nach

Cyclamen D12

2 × 1 Gabe täglich, nach leichter Bewegung in einem *warmen* Raum, denn sobald sie nach *draußen* gehen, erschüttern *krampfhafte Niesanfälle* ihren ganzen geschwächten Körper.

c) Mit dem *Silicea*-Menschen hat dieser gemeinsam, daß sie beide heftig niesen, wenn ihnen der *geringste Luftzug* oder *Kälte* irgendwo über die Haut streichen. Ein überaus *verfrorenes*, eher männliches Geschöpf! Er ist allein durch sein reizbares, mürrisches, *nörgelndes* Temperament von der unbeholfenen Schüchternheit des anderen leicht zu unterscheiden. Außerdem reißt er die *Fenster* und Türen *auf*. Dazwischen führt er ein Leben im großen *Durcheinander*, leidet an morgendlichem, *verkatertem Stirnkopfweh* und schöpft viel Ärger aus seinem *Magen*. Ein echter Vertreter unserer Zeit! Ähnlich präsentiert sich sein Heuschnupfen: Die Augen sind wäßrig und fließen draußen vermehrt, aber er geht trotzdem an die frische Luft. Das ist nichts Sonderbares. Bezeichnender ist der Schnupfen. Die *Nase* (wie auch Mund und Rachen) ist sehr trocken, verstopft, mal dieses, mal jenes Nasenloch. Obwohl sie eher *tagsüber* und *draußen* mit heftigem Niesen *fließt*, stört die *Verstopfung nachts* so sehr, daß er *kaum atmen* kann, immer wieder *aufwacht*, schimpft und gelegentlich an

Nux vomica D30

1 Gabe bedarfsweise, denkt. Denn bei allem Übel plagt ihn ein dumpf drückendes Stirnkopfweh, wie verkatert. So ähnlich fühlt er auch seinen *Magen*. Eine wunde Zerschlagenheit breitet sich im ganzen Oberbauch aus, welche die *untere Brust beengt*, so daß er die Gürtellinie von allen einengenden Kleidern befreit. Ein krampfiges *Rülpsen* verschafft ihm gelegentliche Erleichterung. Aber zu *Tagesbeginn* ist alles beim Alten. – Am wirkungsvollsten ist die Arznei am Beginn, sobald Trockenheit und Kitzel in der Nase spürbar werden. Auch bei jeder derart beginnenden Erkältung.

d) Weniger eine personenbezogene Arznei, als eher eine Hilfe für aufgepfropfte Zeichen, Hinweise und Spuren tieferliegender Störungen. Die Ursubstanz wird in der chemischen und kosmetischen Industrie als Treibgas für Sprühdosen benutzt. Es wäre also anzunehmen, daß ihre allergische Reaktion eher Frauen beträfe. Dem ist nicht so! Es sind eher Männer, die von einem eher *linksseitigen, hitzköpfigen* Heuschnupfen ereilt werden. Alle ihre *Schleimhäute* sind *trocken*, wund, *brennend geschwollen*. In Augen, Nase, Rachen und Bronchien. Aus den Augen rinnen wundmachende Tränen, so daß ihre Lider stark anschwellen. Ihre Nase bleibt trocken, *krampfhafte* Niesattacken werden hörbar und mit

Naphthalinum D3

1 Gabe zu je 15 Kügelchen alle 3 Stunden, erstaunlich rasch zum Schweigen verdammt. Sonst steigt die Allergie über den Rachen *in die Bronchien*, wo sie ein *krampfhaftes, trockenes Asthma* verursacht mit *seufzender Einatmung*, mit *Wundheitsgefühl* im Brustraum und lang dauernden, trocken krampfenden Hustenanfällen, so daß sie *kaum Luft holen* können. In der frischen Luft wird es ein bißchen leichter, mit der Arznei bedeutend leichter.

NOTIZEN:

2. Wann

Vorbeugung

Die Homöopathie ist nicht nur eine geeignete Ergänzung zur vorrangig ausgeübten Medizin bei akuten und chronischen Erkrankungen, sie ist auch eine vorbeugende Behandlungsweise. Und zwar immer dann, wenn wir die Vorboten und Zeichen eines Krankheitsprozesses erkennen. Erkennen geht aber nicht ohne Einsicht in den kranken Menschen. Das heißt, wir müssen ihn kennenlernen und Einschau halten dürfen! Das erst erlaubt uns, die Wahrscheinlichkeit seiner möglichen Leiden vorauszusehen, um denselben mit einer entsprechenden Arznei zuvorzukommen.

a) Der Heuschnupfen ist das Zeichen einer ausscheidenden, *exsudativen* Komponente im *allergischen* Geschehen jenes Menschen, der einen solchen zu produzieren vermag. Ist er ein *kräftiger, liebenswerter* Mensch, von dem wir aus den Vorjahren erfahren, daß sein Dilemma von *schwächenden, rheumaähnlichen* Muskel- und Knochenschmerzen begleitet war, so dürfen wir ihm ab Jahresbeginn drei Monate lang

Acidum formicicum D200

1 Ampulle monatlich unter die Haut spritzen. Gespritzt wird immer dann, wenn das Gift des betreffenden Tieres dem Menschen stechend einverleibt wird. – Auch im *akuten* Stadium eines eben zum ersten Mal in die Praxis schauenden Patienten ist diese Arznei von Bedeutung. Sein Blick ist vom Schnupfen verquollen, seine Stimme zur Heiserkeit verdammt, durch *würgende Hustenattacken* ersetzt. Sein Atem ist in größter Not, verlangt nach frischer Luft und nach

Acidum formicicum D30

1 Ampulle wöchentlich unter die Haut zu spritzen. Sein *roter*, drückender Kopf, mit *Stichen* in der Stirn, mit Schwindel und Übelkeit runden seine Erscheinung ab. Trotz seiner Röte ist er ein auf *Wetterwechsel* empfindlicher Mensch, der *Kälte, Nässe* und *Kaltbaden* verabscheut und von der wärmenden Gnade der Sonne abhängig ist. – Sind diese Bedingungen den Ihren vergleichbar, so werden Sie nie mehr Tränen vergießen müssen. Wenn nicht oder nur annähernd, dann wird sich der Verlauf des Übels im Vergleich zu Vorjahren wenigstens nicht so dramatisch gestalten.

b) Wissenschaftlich forschende Homöopathen haben herausgefunden, daß bei vorbeugender Einnahme von

Galphimia D4

3 × 1 Gabe täglich, oder *"Heuschnupfentropfen"* von der DHU, die *allergische Neigung* des Menschen *vermindert* wird. Den Erfolg ihrer Versuche machen wir uns zunutze und beginnen ab Mitte März, mit dieser Arznei die Kraft der Allergie zu schwächen.

c) Die Mehrzahl der Betroffenen werden schon beim ersten Pollenflug vom Heuschnupfen gepackt. *Dorcsi* und seine Wiener Schule hat uns hierfür

Pollen LM6

1 Gabe täglich abends, empfohlen. Wer unter Ihnen nach einer kurzen Leidenspause nochmals im *Spätsommer* oder *Frühherbst* ergriffen wird, dem wird diese Arznei ganz besonders wohltun. Obwohl es unhomöopathisch ist, für die Diagnose „Pollenflugallergie" – wie auch für jegliche andere klinische Diagnose – ein Behandlungsschema zu entwerfen, geben uns gerade die hochpotenzierten Pollen die statistische Gewißheit durch eine erfolgreiche klinische Studie. Außerdem scheint mir eine solche Hilfe eleganter zu sein, als eine auf ähnlichen Prinzipien aufgebaute, aber langwierige und oft *erfolglose allergologische Desensibilisierung*. Nichtsdestoweniger bleiben beide Methoden eine Teilbehandlung der *Allergie*, die ja nur ein *Anzei-*

chen ist für eine tiefer gelegene Störung der Person. Eine personenbezogene Arznei wird sicher Ihr homöopathischer Behandler zusätzlich herausfinden. Sie ist und bleibt immer die beste und sicherste Behandlung. – Ihr Apotheker oder ihre Apothekerin wird diese Arznei für Sie bei der Firma *"Arcana"* in Gütersloh bestellen. Und vergessen Sie nicht: die LM-Potenzen bedürfen vor der Einnahme nochmals einer kräftigen Verschüttelung, indem Sie die Flasche in die rechte Hand nehmen und 10 mal kräftig auf die linke Handfläche aufstoßen. Das dynamisiert die Arznei nochmals vor der Einnahme. Die Handseiten dürfen Sie gern vertauschen *(siehe Hinweise).*

NOTIZEN:

Epidemie

Die Lehre von der Epidemie erklärt die WHO (World Health Organization) auf folgende Weise: „Sie befaßt sich mit der Untersuchung der Verteilung von Krankheiten, physiologischen Variablen (funktionelle Veränderungen) und sozialen Krankheitsfolgen in menschlichen Bevölkerungsgruppen, sowie mit den Faktoren, die diese Verteilung beeinflussen." Das tut gleichermaßen die homöopathische Weise. Ein Lexikon ist eine gute Sache. Also, jedes Frühjahr bemerken wir, daß dem steilen Anstieg der Heuschnupfen-Plage zu etwa 2/3 mit der *gleichen Arznei* entgegengewirkt werden kann. Das ist gut zu wissen, erfordert jedoch ein rasches und intensives Arbeiten an den Gegebenheiten der Geplagten. Schön ist es, wenn sich Behandler untereinander ihre Erfahrungen zuschieben, was den arzneilichen Auffindungsprozeß erheblich beschleunigt. Dann können wir mit Schwung heilen und haben Zeit, uns an dem restlichen 1/3 die Zähne auszubeißen.

a) Alle Epidemie-Arzneien zeigen eine Beeinflussung durch die Großwetterlage an. Das heißt, daß die Heuschnupfen-Menschen, die einer solchen Arznei bereitwilligst entgegenzittern, von der allgemeinen Wetterlage des Frühjahrs im höchsten Grade ungünstig beeinflußt werden. Den ersten unter ihnen packt es, je *kühler* und *feuchter* diese den Frühling zeichnet. All seine befallenen Gewebe *brennen* höllisch, trotzdem er im allgemeinen – und vermehrt noch jetzt – friert. Aber das Höllenfeuer heizt ihn nicht auf. Er sehnt sich nach *Wärme*, sogar nach *Hitze*, die neben

Arsenicum album D6

3 × 1 Gabe täglich oder nötigenfalls öfter, einzig und allein sein Brennen lindern. So tief wie sein *Frösteln*, so blaß ist sein Gesicht. Leichenblaß mit *kalten Schweißen* überall. Die Heizdecke im Bett würde wohlig lindern. Aber seine von innen angetriebene *Unruhe*, seine Angst, das Liegen zwänge ihn zum Sterben, lassen ihn auf- und abgehen. Wartend auf einen Menschen, der ihm irgendetwas Gutes antäte, dessen tröstende Zuneigung er

aber mit unflätigem Schimpfen über die böse Welt zerschlagen würde. So wartet er verlassen und verläßt sich auf die erlösende Gunst der Arznei. Wenn nicht, dreht sich im nächsten Winter das Karussell bei jeder Unterkühlung weiter. Oder sein ehemaliges, salbenverriebenes, trockenes Ekzem erscheint wie ehedem in alter Blüte.

b) Bei ihm ist es der *Einbruch warmer Tage* im noch kühlen Frühling oder beständiges *feuchtes, schwüles, föhniges* Wetter wie vor Gewittern, die eine apathische Schwäche auslösen. Heiß und *dunkelrot* gedunsen liegt er mit pulsierendem *Nackenkrampf* flach, der wie ein festes *Band* bis zur *Stirn* zieht. Wie gelähmt, teilnahmslos, *müde, matt, schlaff.* Dennoch innerlich *zittrig*, sehnt er sich nach Ruhe, will allein sein, nicht denken und nicht handeln. Mit diesem Gebaren beginnt sein Heuschnupfen ähnlich langsam und träge wie der ganze kranke Mensch. Sein Kopf ist *fiebrig, hitzig*, und doch *verlangt* er *nichts zu trinken. Frost* begleitet bereits die Kopfschmerzen, schleicht sich wellenartig den *Rücken rauf und runter.* Ein echter Schüttelfrost mit Zähneklappern, obwohl er keine Kälte empfindet, das Zimmer inzwischen aufgeheizt ist und

Gelsemium D30

1 Gabe täglich morgens, bereitsteht. Je nachdem, wie das Wetter seine Launen verstreut, *flimmern* die Augen, kribbelt die Nase, fließt ein scharfer Schnupfen *morgens* und *draußen*, von heftigen Niesanfällen gefördert. Alles hält so lange an, bis endlich eine *Flut* von farblosem *Harn* einsetzt, was die Erlösung von allen Übeln ankündigt. Geben Sie die Arznei – wie möglichst immer – rasch bei den Anfangssymptomen: Fülle des Kopfes, fiebrige Hitze ohne Durst und trotzdem Frösteln. Nur dann können Sie ihre Wirkung voll auskosten. Nichts ist köstlicher als das Schwinden des Schmerzes.

c) Je *frischer* und *kühler* die Luft des Frühlings, desto elender ist ihm zumute. Blaß, kalt, feucht und *ständig fröstelnd*, hüllt er sich in Warmes, trinkt Warmes und schürte am liebsten die Kohlen im Ofen. Eine Spitzweg-Idylle für Unbeteiligte! Weniger für den Benachteiligten. In *periodischem* Rhythmus, immer *zur gleichen Stunde*, überkommt ihn *Fieber*, das aber den Frost nicht aufheizen kann. So schwankt er leidend auf und ab *bis* in den *Sommer* hinein: Wäßrige, überlaufende, lichtscheue, gerötete Augen, *krampfartiges*, erschütterndes *Niesen*, vermehrt *draußen*, mit reichlichem Schleimfluß aus der wunden, brennenden, juckenden, gelegentlich blutenden, geschwürigen Nase. In den Niespausen ist trotz Fluß mal dieses, mal jenes Nasenloch verstopft. Das bewirkt einen drückenden, ja *krampfenden* Schmerz an der *Nasenwurzel*, so daß er die Stirn in mißmutige Falten legt. Sein Geruchsempfinden ist überempfindlich, vor allem auf *Knoblauch* oder Ausdünstungen desselben von Menschen, die sich vortags an provençalischen Nudeln „au pistou" ergötzten. Am ständigen *Räusperzwang*, der ihn am Niederlegen hindert, erkennen wir, daß die allergische Reizung *in den Rachen* abgestiegen ist. Dort erduldet er die größtmögliche Trockenheit von allen Mitleidenden. Der Hals brennt, kratzt, von innen drückt ein „Kloß", von außen schnürt es ihn zusammen. Deshalb gelüstet ihn unaufhörlich nach warmem Trinken und nach

Sabadilla D12

2 × 1 Gabe täglich, da ihm *Wärme in jeder Form* Linderung verschafft. Wenn Sie in Ihrer Zuordnung noch nicht ganz sicher sind, fragen Sie nach Kopfschmerzen. Er ist nämlich unfähig zu denken und geistig zu arbeiten ohne (!) Kopfschmerzen. Jetzt wissen Sie schon mehr als mancher Homöopath, was Ihnen die Gunst des Heilens doppelt vergönnen mag.

d) Je *heißer* und *schwüler* sich die Tage des Frühjahrs und Frühherbstes dahinschleppen, desto hitziger blüht sein Heuschnupfen. Besonders wenn er (noch immer) ein Seeküstenbewohner ist, der dem jodhaltigen Küstenklima abgeneigt ist. Ständig fühlt er sich *heiß*, die geringste Wärme erregt und beängstigt ihn mit *Bangigkeit*. Trotzdem sieht er meist blaß, *fahlgelb*, eingefallen und erschöpft aus, und die *Haut* und *Glieder* sind *kalt*. Er ist nämlich durch rasche Verbrennungsprozesse gekennzeichnet. Seine *Schilddrüse* arbeitet auf Hochtouren, so daß wir ihn *ständig* mit zitternden Händen kleine Happen *essen* sehen, denn nur *während* des Essens fühlt er sich *wohl*. Er magert jedoch immer mehr ab, weil er innen verbrennt. Ein rasches Geschehen aus einer hektischen, ängstlichen, besorgniserregenden Unruhe heraus, die ihn auffrißt. Dämpfen wir die Hitze mit

Jodum D12

2 × 1 Gabe täglich, bevor alles, was seine Allergie befällt, auf gleiche Weise *brennt*. Dabei stockt der Fluß *drinnen* und *fließt draußen* heftig *ätzend*, aber erleichternd aus Augen und Nase. Trocken-wund bleiben hingegen der Rachen und eventuell die Bronchien mit keuchendem, bellendem Asthma. *Morgens* und vor allem *in Wärme jeglicher Art* und Ausprägung droht er förmlich zu ersticken. Nachts zerfließt er in heftigen, erschöpfenden Schweißen. Die Arznei wird mit viel Geduld und vorsichtiger Dosierung zwischen Schicksal, Schöpfer und Seeküste vermitteln.

e) Wenn der Frühling seinen ersten warmen *Sonnenstrahl* schickt und die erste wohlriechende, *feuchte Wärme* verstreut, packt diesen kräftigen Menschen eine gewaltige *Stauung*. Erst wenn seine Säfte *fließen*, als Schweiß, Tränen, Nasenfluß oder Auswurf, fühlt er sich *wohler*. Die *Nacht* wirkt diesem Fluß entgegen. Kaum daß er in den Schlaf hinabsinkt, schreckt er mit *würgendem Gefühl im Hals* auf und droht durch einen hartnäckigen Reizhusten zu *ersticken*. Nichts darf ihn am Hals berühren, sonst *hustet* er *sich blau* und vergeht tatsächlich. Das geht so die Nacht hindurch. Gegen *Morgen* erwacht er mit entsetzlich *pulsierenden, linksseitigen Kopfschmerzen*, die *bis zur Nase runter* ziehen; mit lichtscheuen Augen und einem heftigen Niesen. Mit

Lachesis D30

1 Gabe bedarfsweise, kommt der Nasenfluß endlich in Gang. Jetzt darf er sich aber kein Mittagsschläfchen erlauben. Denn auch danach, wie kurz auch immer, wiederholen sich Kopfschmerz, Erstickungsgefühl und Niesen.

f) Wenn das Frühjahr von *schönen, trockenen Tagen* gekrönt wird, was seltener zu werden scheint, dann fällt uns ein abgemagerter Heuschnupfen-Mensch ins Auge. Eine *Abmagerung* (auch bei Kindern!), die nur derjenigen von *Jodum*- und *Natrium muriaticum*-Kranken gleichwertig ähnelt. Er jedoch ist *durstlos*, was allein schon genügt, um ihn von den beiden anderen zu unterscheidet. Seine Schmerzen verzagen und verschließen ihn, machen ihn übellaunig, überempfindlich und leicht beleidigt. Trotzdem ist er ein innerlich *hitziger*, äußerlich *schwitziger*, aber auch leicht *frostiger*

Mensch mit *fleckiger Röte* im Gesicht. Je stärker seine innere Hitze, je wärmer Essen und Getränke, desto schlimmer werden alle seine Beschwerden, außer dem äußerlichen Frostgefühl. Dagegen *mag* er die *äußere Hitze*, mit *kaltem* Essen und Trinken serviert. Das sind wertvolle Widersprüche für die Zuordnung zu seiner Arznei. Die Eigenarten des Heuschnupfens sind von geringster Bedeutung, außer daß er fließend oder dick-schleimig mit rauhem Kehlkopf-Kitzelhusten erscheinen kann. Ebenso wie seine verschiedenen Hautausschläge hier und da mit tiefen *Schrunden* an den Seiten der *Finger* und *Zehen*, vor allem aber das *Rheuma* und die *Nierengicht*. Wird es dann feuchter oder regnet es gar, oder gesteht er sich rechtzeitig

Sarsaparilla D6

3 × 1 Gabe täglich, zu, so atmet er erleichtert auf. Früher hätten wir sagen können: „Ein typischer Sommerrheumatiker!“ Heute ist das Wetter so unvoraussagbar veränderlich, daß solche Aussagen genauer beschrieben werden müssen. Vielleicht kommen Sie noch seiner Art des Harnlassens (ebenso bei Kindern!) auf die Spur: Er kann nämlich *nur im Stehen pinkeln*. Für Frauen äußerst hinderlich. Außer für Bäuerinnen bei der Feldarbeit.

NOTIZEN:

Spätzündung im August

Wenn Sie nicht spätestens im Frühjahr der Homöopathie begegnet sind, wird sie gelegentlich erst zur Heuernte im August ihre Besänftigung entfalten können. Falls Sie nicht gerade die Sommerferien in günstigeren Klimagefilden genießen. Das Meer ist nicht immer die allein seelig machende Ferienlösung. Für manchen unterbricht die Höhe der Berge oder die Kühle des Nordens den jährlichen Teufelskreis. Schauen wir uns mal die Daheimgebliebenen an, die doppelt leiden, schon wieder schnupfen oder erstmalig so spät im Jahr allergisch zünden.

a) Kennen Sie das? Aufsteigende *klopfende Hitze* im Gesicht, *bitzelnde*, lichtscheue Augen mit *mildem* Weinen, reichlichem *wäßrig-ätzendem* Schnupfen mit scharfem Kribbeln in der Nase, das zu dauerndem, heftigem Niesen zwingt. Sie öffnen das Fenster, stellen sich in den frischen Luftzug und der Spuk verschwindet. So geschieht es beim häuslichen *Zwiebelschneiden* und beim Heuschnupfen. Allerdings ist letzterer nicht so leicht zu trösten wie die Zwiebelschneidefolgen. Denn meist denken wir zu spät daran, uns rechtzeitig an einer Arznei zu laben. Also ist er bereits in den *Hals* hinabgekrochen. Dort löst das Kitzeln oder das Einatmen kalter Luft einen bellenden, *berstenden* Kehlkopfhusten aus, der so schmerzt, daß Sie sich stützend *an den Hals greifen*. Die andere zittrige Hand greift rasch nach

Allium cepa D3

1 Gabe stündlich zu je 15 Kügelchen, und nach einem lindernden, warmen Schluck Tee. Mehr Angebot an Wärme wie warme Wohnung oder abendliche Bettwärme lehnen Sie ab und neigen sich erleichternd der frischen Luft zu.

b) Zu ihm paßt das Gesicht eines heißen, dunkelrot gedunsenen Menschen mit krampfendem, pulsierenden *Nackenkopfweh*, das wie ein festes *Band* bis zur *Stirn* zieht. Der plötzliche *Einbruch warmer Tage* in bisher kühler Wetterlage oder beständiges *feuchtes, schwüles, föhniges* Wetter wie vor Gewittern lähmen seine Energien. Teilnahmslos, *müde, matt, schlaff* und dennoch innerlich *zittrig*, will er in Ruhe und allein gelassen werden. Mit diesem Gebaren beginnen alle seine Beschwerden. Sein Kopf, gefüllt mit Blut und Schmerzen, *fiebert hitzig ohne Durst*, und doch schüttelt ihn ein *wellenartig den Rücken rauf und runter* schleichender *Frost*. Rasch heizen wir das Zimmer auf und stecken ihn mit

Gelsemium D30

1 Gabe täglich morgens, unters Heizkissen. Denn schon bald beginnen die *flimmersehenden* Augen rot zu schwellen, die Nase zu kribbeln, der Schnupfen zu fließen: dünn, scharf, wundmachend, *morgens* und *draußen* von heftigen Niesanfällen gefördert. Wenn der Rachen wund, trocken-kribbelig und heiser werden sollte, so sind auch die Lippen trocken, aufgesprungen und die *Oberlippe geschwollen*. Je nachdem wie das Wetter seine Launen verstreut. Kurz nach Einnahme der Arznei setzt eine erlösende *Harnflut* ein. Jetzt dürfen Sie Hoffnung schüren. Die Heilung ist zugange.

c) Bei warmer, trockener Witterung begegnen wir einem rundlichen, schwer beweglichen, *wassersüchtigen* Menschen, den das Frühjahr und der Spätsommer zu besonderer Vorsicht vor *Unterkühlung* oder *Durchnässung* zwingen. Die Erfahrung hat ihn gelehrt, daß die *Tage* zwar angenehm *warm* sein können, aber die *Abende* noch oder schon wieder verdammt *kühl*. Dann verkühlt er sich nämlich alles, was an ihm schwach ist: die Atemwege, die Blase, den Darm oder die Gelenke. Nicht immer hat er

Dulcamara D6

3 × 1 Gabe täglich, griffbereit in seiner Tasche. So tritt selbst *Heuasthma* rasch hinzu, das, sobald es sich bessert, einem Hautausschlag oder Rheuma oder Durchfall die Hand reicht. Seien Sie auf der Hut bei Kühle, kalter und warmer Feuchtigkeit und bei raschem Wetterwechsel von warm zu kalt! Wollene, langgliedrige Unterwäsche stört weder Sie noch den Nachbarn.

d) Im Frühjahr mag dieser Mensch eventuell einen Heuschnupfen austoben mit allen *Schlangen*-üblichen lokalen Erscheinungen und verschlimmernden Umständen wie *nach dem Erwachen*, durch *Schlaf*, *morgens* und durch *Beengung.* Aber im August nimmt ihn ein *Heuasthma* in Beschlag, das ihn die *ganze Nacht* mit *erwürgendem* Reizhusten wach hält und spätestens morgens zum Einnehmen von

Naja D30

1 Gabe bedarfsweise, zwingt. Im Unterschied zum *Lachesis*-Bedürftigen werden seine Beschwerden immer wieder von Herzsensationen wie Flattern, Stolpern, sichtbarem, hörbarem, unregelmäßigem oder schwachem Herzschlag begleitet. Das bewirkt ein ständiges Hüsteln und Räuspern, ein „Herzhüsteln", was wohlweislich von seinem Erstickungshusten zu unterscheiden ist. Auffallend dabei ist, daß er gern auf seiner *linken*, beschwerten *Seite liegt* und eher nach *Wärme* verlangt. Das unterscheidet sein Verlangen eindeutig von besagtem Schlangenmeister. Sein allgemeines Verhalten weicht insoweit von jenem ab, als er – wie die Brillenschlange selbst – sich weniger angriffslustig gibt. Der *Lachesis*-Mensch verfolgt seine Bedroher!

NOTIZEN:

3. Wie

ohne Ausfluß

Wenn wir in unserem Forschungsdrang nach der rechten Arznei die Person beiseite lassen, sind wir gezwungen, uns mit den *Modalitäten* auseinanderzusetzen. Das ist ein Großteil unseres Handwerkszeugs auf dem Wege zur Kunst des Heilens. Jetzt gilt es, selbst bei dumpfem Kopf, bei juckenden, tränenden Augen, bei laufender, wunder Nase in uns hineinzuschauen, in uns hineinzuhorchen auf die Art der Beschwerden, die Einflüsse aus der Umwelt, auf die äußeren oder inneren Umstände, die unser Leiden verändern. Verbessern oder verschlimmern. Bald werden Sie merken, daß diese Art von Selbstbeschau eine einfache Möglichkeit ist, uns zu begegnen. Wir tun nämlich nichts anderes, als dabei unsere Eigenarten kennenzulernen. Oder wir benutzen die unserer Nächsten oder jene, denen wir helfen möchten, als Spiegel unserer eigenen. Das ist ein Lernprozeß, der keiner sonderlich intellektuellen Vorgabe bedarf. Beim Heuschnupfen bezeichnen die Kapitelüberschriften dieser Fibel die Hauptmodalitäten. Um aber für die Arzneiwahl wesentlich zu sein, müssen sie die Fasern unseres Leidens tiefgreifend verändern. Schmerzlich oder erfrischend. Dabei lernen wir, die Dinge so anzunehmen, wie sie für uns und für den anderen nun mal sind. Für heute zumindest. Die Homöopathie wäre keine Heilkunst, wenn die Gegebenheiten ewig so blieben, wie sie derzeitig sind.

a) Wen treibt es im Frühjahr nicht unwillkürlich nach draußen? Selbst noch kühle Tage, kalter Wind oder *Sturm* halten uns davon nicht ab. *Hut*, Mütze oder Schal vergessen wir leicht. Nur endlich draußen sein. Wieder zuhause, überfällt uns eine unerklärliche *Unruhe*, ein Getriebensein, eine *Ängstlichkeit*, die nach *Bewegung* verlangt, und rasch im heftigen *Frösteln* erstickt. Dabei ist die Heuschnupfen-Nase *heiß*, dick *geschwollen*, *verstopft* und *ohne* Ausfluß. Die Verstopfung wechselt zunächst von einer zur anderen Seite, während sie kitzelt, brennt und durch Niesen nicht geöffnet wird. Auch die Stirn ist wie verstopft und schmerzt mit klopfendem Pulsschlag. Nur frische Luft und

Aconitum D30

1 Gabe einmalig, begnadigt die Hitze und sorgt für allgemeine Linderung. Ausschließlich zu Beginn der Erscheinungen ist diese Arznei wertvoll, bevor der Frost in die übliche Wärme und in einen erholsamen Schlaf übergehen. Wiederholen Sie die Gabe nicht, wenn die erste Gabe das Übel nicht schon in seinen Anfängen abwendet.

b) Die wunden, tränenreichen Augen in seinem trockenen, roten, eingefallenen Gesicht fallen nicht so sehr auf, wie die Tatsache, daß er seine *Lider schwer offen halten* kann. Stechen in den Augen und Druck auf den Lidern von oben her zwingen ihn, sie zu schließen. Das erleichtert. Die Nase ist zwar heiß, empfindlich geschwollen, juckt, *beißt* bis hoch zu den Augen, aber kein Tröpfchen Sekret fließt aus ihr heraus. Sollte sich mal ein bißchen spärlicher, wundmachender Ausfluß kundtun, dann trocknet er *nachmittags* und abends gegen *19 bis 21 Uhr* völlig ein. Zu diesen Zeiten muß er auch vermehrt niesen. *Schweiß* perlt auf der *Stirn* und *Oberlippe*, seine Kopfhaut ist heiß und juckt, sein Atem *riecht* offensiv *nach Zwiebeln*. Das sind genügend Eigenarten, um ihnen mit

Sinapis nigra D4

3 × 1 Gabe täglich, zu entsprechen. Denn manchmal steigt die Reizung mit einem *kalt empfundenen* Schleim im hinteren Nasenraum in seinen trockenen Rachen hinab. Der brennt dann wie wund und löst, wieder nachmittags und abends, beim *Lachen*, falls ihm danach ist, und in *kalter Luft* einen heiseren *Hackhusten* aus. Noch tiefer kratzt die rauhe Luftröhre, und wir hören gelegentlich eine asthmatische Atmung mit schmerzender Rauheit an der Lungenbasis. Zum Glück verschwindet der Husten *beim Niederlegen*. Und für den Rest der *Nacht* hat er seine *Ruhe*. Die Arznei wird auch den Tageskampf entwaffnen.

c) Die Allergisierung des Menschen erfolgt nach der frühkindlichen Unterdrückung (mit Salben, Kortison, usw.) eines Hautausschlages. Wer kennt nicht zum Beispiel den Windelausschlag der Säuglinge. Wie leichtfertig wird dabei geschmiert, wo doch etwas (nämlich die *psorische* Anlage, der ererbte Urdreck) über die Haut heraus will! So wird unser Abwehrsystem schon frühzeitig „umgestimmt" und anfällig für allerlei Allergien. Deshalb finden wir in jeder Heuschnupfen-Krankengeschichte einen Ausschlag. Das *Histamin* ist dann vermehrter Bestandteil des Körpers. Als Teil des Bienengiftes ist uns seine Auswirkung beim Stich bekannt: trockene Hitze, Röte, Jucken, Brennen und Schwellungen wie bei der *Nesselsucht*. Letztere erscheinen bei Allergikern bereits *durch simples Kratzen* auf der gesunden Haut. Die Eigenarten der Histaminwirkung und die Erscheinungen des Menschen, der ihrer als

Histaminum hydrochloricum D6

3×1 Gabe täglich, bedarf, ziehen sich durch alle Schleimhäute. Sie verschlimmern sich durch *Luftzug*, in der *Wärme* und suchen die lindernde Kühle frischen Wassers oder frischer Luft auf. Sein Gesicht ist *krebsrot* wie beim Sonnenbrand; seine Augen schmerzen, als würde ein *Nagel* eingetrieben; die schmerzhaft trockene Nase ist meist einseitig verstopft; die *Nasenlöcher* fühlen sich an, *als seien sie weit geöffnet*; schon geringer Staub in der Luft und Luftzug zwingen zum Niesen; im Rachen sitzt das Gefühl einer schluckempfindlichen *Kugel*; Hals und Brust sind beim Asthma wie mit einer Binde zusammengeschnürt. Solche Empfindungen sind sehr wertvoll und bestimmen die erquickliche Arznei.

d) Eine bewährte kleine Arznei wurde aus dem *Riet* der Mittelmeerküste für jenen ausflußlosen Heuschnupfen hergestellt, der mit einem höchst unangenehm brennenden *Juckreiz der Gaumenhöhle* beginnt. Geben oder nehmen Sie

Arundo D6

3×1 Gabe täglich, möglichst bald. Denn wenig später jucken bereits die Bindehäute der Augen, der Gehörgang und Ihre *Nasenlöcher*. Ihr Geruch geht verloren. Atemnot und Husten mit *bläulichem Schleim* können sich zugesellen. In Ihrer Vorgeschichte finden wir sicherlich *Ekzeme hinter dem Ohr* und *Schrunden* an den Fingern und Fersen.

NOTIZEN:

stockend

„Das ist ja immer wieder dasselbe!“ höre ich einige unter Ihnen mit einem tiefen Seufzer die Fibel beiseite legen. So ganz unrecht haben Sie nicht. Denn bei oberflächlicher Betrachtung ähneln sich fast alle Erscheinungen: Jucken, Brennen, Tränen der Augen, desgleichen der wunden Nase, Kitzel im Rachen bis hinunter zum Ende des Brustbeins, wunder, rauher, heiserer Kehlkopfhusten. Wir begegnen Abweichungen vom einen oder anderen Symptom, aber selten sind diese so auffällig, daß sie unsere Arzneiwahl beeinflussen, geschweige denn entscheiden könnten. Trotzdem beschreibe ich sie Ihnen, um der Gesamtheit des Bildes genüge zu tun. Unsere letztliche Entscheidung aber wird nur durch die Eigenarten des Bildes der Arznei und desjenigen des Menschen geleitet, durch etwas Einmaliges, Auffälliges, Sonderbares oder Widersprüchliches. Dieses Etwas finden wir eben selten in der Ausprägung des Heuschnupfens. Es ist das Wesentliche, was ich versuchen werde aufzuspüren, um meine und Ihre homöopathische Selbständigkeit zu fördern.

a) Bewährt hat sich die erste Arznei bei *akut verstopfter, trockener* Nase, wenn die *Nebenhöhlen* mitbeteiligt sind. Deshalb der *Stirnkopfschmerz*, der lästig müde, teilnahmslos und lustlos macht, je länger er anhält. Morgens kann ein bißchen klarer, weißer Schnupfen laufen, aber die Nase verstopft bald wieder, besonders in *warmer,* trockener Zimmerluft, wird aber mit

Luffa D6

3 × 1 Gabe täglich, und frischer Luft rasch eröffnet. Geniest wird selten, weder drinnen noch draußen.

b) Wenn Ihnen der *geringste Luftzug* oder *Kälte* irgendwo über *entblößte* Haut streicht und Sie darauf heftig *niesen* müssen, dann sind Sie ein überaus *verfrorener* Mensch! Sie sollten sich demnach vor den auslösenden Übeln schützen. Aber Ihr *Verlangen nach frischer Luft* ist unersättlich. Überall reißen Sie Fenster und Türen auf, denn Ihre Nase ist Ihr eigentliches Heuschnupfdilemma. Sehr trocken, *verstopft*, mal dieses, mal jenes Nasenloch, vor allem drinnen. *Nachts* stört Sie die Verstopfung so sehr, daß Sie kaum zum Atmen kommen, immer wieder *aufwachen* und mißmutig *schimpfen*. Zumindest solange, bis Sie sich

Nux vomica D30

1 Gabe bedarfsweise, gönnen. Darüber werden sich auch Ihr „verkaterter Kopf" und Ihre beständigen *Magenbeschwerden* freuen. Denn sie sind die klebrigen, treuen Partner Ihres alltäglichen *Durcheinanders*. Jetzt legen Sie sich entspannt nieder, öffnen die Kleider in Ihrer Gürtellinie und werden die erste Nacht ohne Schwüre fast durchschlafen.

c) Sollte Ihre Nase draußen wund, brennend, ja ätzend, aber erleichternd fließen, dann ist anzunehmen, daß sie drinnen verstopft ist. Leider sind die Angaben noch zu allgemeiner Natur, als daß sie für eine Arzneiwahl ausreichten. Erst die Individualität der Arznei wie des Menschen fällt endgültig die Würfel. Das heißt, wenn zusätzlich *beim Bücken, im Warmen* und *ab 3 Uhr* Ihre *Nasenwurzel* punktförmig *drückend* schmerzt, dann wird Sie

Kalium jodatum D6

3 × 1 Gabe täglich, wieder aufrichten. Sehen Sie, was die Arznei Ihnen erspart: Absteigen der Allergie in den Brustraum, den sie tief drinnen, vom beißenden Brustbein bis zum Rücken, mit stechenden Schmerzen belegt. Beim Gehen ganz besonders. Ein hartnäckiger *Husten* wäre von *3 bis 5 Uhr* zu hören, Sie deckten sich ab, es triebe Sie aus dem Bett, um frische Luft zu schnappen. – Alles verschlimmert sich nicht nur in Wärme, sondern auch in *feuchter Kälte*. Milde Zonen dürften neben der Arznei Ihr Milieu gewiß behaglicher gestalten.

d) Mit Schmerzen an der Nasenwurzel sind einige Menschen geplagt. Aber nur bei wenigen sind sie die Hauptbeschwerde. Bei diesem ist das dort festsitzende, drückende, schmerzende *Völlegefühl* der Auslöser seiner Eigenarten. Sein Heuschnupfen beginnt mit einem derartigen Schmerz, breitet sich in die Stirn aus und beschlägt sein Gesicht rot, heiß und feucht. Ein *trockener*, allergischer Katarrh der Luftwege bei *plötzlichem*, *extremem Temperaturwechsel.* Dieser Beginn ist gleichzeitig seine Erkennungsmarke für

Sticta D6

3 × 1 Gabe täglich, genauso wie die angebliche Völle an der Nasenwurzel, die ihn *zum ständigen Schneuzen zwingt*, das aber *unbefriedigt* bleibt. Auch das unaufhörliche Niesen öffnet die Stirnhöhle nicht. Nur ein bißchen Naselaufen würde den Druck verringern, aber die wenigen Sekrete trocknen rasch in schwer zu entfernende Krusten aus. Die Arznei wird mit voraussagbarer Sicherheit die Verkrustung vermeiden, ebenso wie den alsbaldigen Abstieg der Krankheit in die Bronchien.

e) Erst kribbelt es in der Nase, dann verstopft sie sich *vorn* wie *hinten* und produziert in ihren *Löchern* ein *Völlegefühl.* Echte und eingebildete Verstopfung lassen sich weder durch häufiges Niesen noch Schneuzen beeinflussen. Bei genauerer Betrachtung sind sicherlich Nasen- und Rachenpolypen auffindbar, wenn dieser blasse, kalte, feuchte und reizbare Mensch vom Heuschnupfen und Heuasthma ereilt wird. Nur die frische Luft, die nicht *feucht, naß-kalt* und *neblig* sein darf, und

Marum verum D6

3 × 1 Gabe täglich, lassen die Nase wäßrig fließen. Bevor es in seinem Hals kitzelt, als habe er Staub eingeatmet, was ihn zum unüberhörbaren Räuspern zwänge. Läge er sich nieder, überfiele ihn ein nicht zu unterdrückender, trockener *Reizhusten*, der sich obendrein *durch Husten* noch *verschlimmerte.*- Eine bewährte Arznei für unsere Polypen-Kinder, die jeder Herbst mit Erkältung besetzt.

f) Sein Heuschnupfen ist durchweg wundmachend, *stechend, schrundig* und *blutversetzt.* Das Einmalige dabei ist das Aussehen der betroffenen Teile: Augen, Nase, Lippen und Mundhöhle sind *rot* und *blutig* wie ein *Stück rohes Fleisch!* Und in der *Nasenwurzel* sitzt ein unerträgliches *Bohren*! Seine Nase ist drinnen, draußen und nachts so verstopft, daß er mit geöffnetem Mund atmen muß. Nasenlöcher, Mundwinkel und Lippen sind rissig, der Gaumen aufgerauht. Trotz heftiger Schmerzen ist er so nervös, daß er *be-*

ständig in der Nase bohrt, an den Nasenflügeln reibt, mit den Zähnen die *Lippenhaut abzupft* und sich bei jedem erstickenden, reichlich zähschleimigen, blutstreifigen Hustenstoß mit beiden Händen *an den Hals faßt*. Gurgeln,

Arum triphyllum D6

3 × 1 Gabe täglich, und Befreiung in frischer Luft, die nicht *naßkalt*, nicht *nordwestwindig* oder *stürmisch* noch *gewittrig* sein sollte, beruhigen seine Schmerzen und seine Nerven.

g) Wenn Ihr Heuschnupfen die Schleimhäute vom Frühjahr bis zum Herbst belegt, wird er leicht chronisch und verstopft die Nase. Aber nicht nur das, sondern *überall brennt es*, und Ihre *Körperöffnungen* sind von *hitziger Röte* gebrandmarkt: die lichtscheuen Augen mit brennenden, scharfen Tränen; die wunde Nase mit brennendem, scharfem Wasser; der brennende, wunde, trockene Rachen mit heiserer Stimme und Räusperzwang. Man hat den Eindruck, daß Ihre „Gifte" irgendwie nicht nach draußen gelangen. Infolge des Hitzestaus *ersticken* Sie *in warmen Räumen, nachts, in der Bettwärme, morgens, bei feuchtem, warmem Wetter*. Überall reißen Sie Türen und Fenster auf. Zum Leidwesen Ihrer Umwelt: selbst im kühlen Winter. Sie gieren nach

Sulfur D12

2 × 1 Gabe täglich, nach frischer Luft, aber auch nach *warmem, trockenem Wetter*. Die Arznei reinigt Sie gesetzmäßig von oben bis unten und von innen nach außen.

NOTIZEN:

fließend

Was immer Sie über den Heuschnupfen gelesen haben sollten, was von Klügeren als uns beiden erdacht wurde, für mich bleibt der Heuschnupfen – wie jedes allergisch-ekzematöse Geschehen am Menschen – eine Frage der Fähigkeit oder Unfähigkeit zu berühren oder berührt zu werden. Von der Natur gleichermaßen wie von anderen Menschen. Ohne Berührung trocknen wir aus, verkümmern, legen unser Haupt in den Schoß des Vergänglichen, produzieren Vergängliches wie nach außen sichtbare Krankheiten, die uns vor nahender Berührung schützen sollen. Gerade Haut und Schleimhäute sind das sinnbildliche Instrument der Berührung mit unserer Umwelt. Wenn bei solchen Erkrankungen trotzdem noch etwas fließen kann, so haben wir noch eine Chance, mittels der Arznei in den Rückzug eines Lebensprozesses einzugreifen. Denn Fluß und Fließen zeigen Bewegung, und Bewegung ist das lebensbejahende Elixier.

a) Der allergische Fluß der ersten beiden Leidenden ist sehr gut voneinander zu unterscheiden. Dem einen rinnt das Wasser aus den *Augen mild* und aus der *Nase wundmachend*. Das ist eine eindeutige Anzeige für die Anwendung von

Allium cepa D3

3 × 1 Gabe zu je 15 Kügelchen täglich. Nicht nur beim Heuschnupfen, sondern bei jedem Fließschnupfen, der mit diesen schräg gedruckten Bedingungen beginnt. Denken Sie einfach daran, was mit Ihnen beim *Zwiebelschneiden* passiert!

b) Dem anderen schwimmen die Augen in *brennenden Tränen*, wogegen sein *Nasenfluß mild* bleibt. Das ist noch eindeutiger als zuvor und läßt uns

Euphrasia D12

2 × 1 Gabe täglich, für ihn auswählen. Besonders wenn er so lichtscheu ist, daß er beständig mit seinen Lidern *blinzeln* muß, um durch die überlaufen-

den Tränen hindurch wenigstens ein bißchen was von seiner Umwelt zu erblicken.

c) Bei diesem wird es schon komplizierter. Wenn wir jedoch auf die Hauptmerkmale, die Brandmarken, achten, auf das, was hier schräg gedruckt ist, werden wir keinen Schwierigkeiten begegnen. Auch dann nicht, wenn wir die hinter den Störungen stehende Person nicht oder noch nicht allzu gut kennen. Alles *brennt* an und in ihm, und das Feuer läßt sich mit *Wärme in jeder Form* und mit

Arsenicum album D6

3 × 1 Gabe oder mehrmals täglich, lindern: in den lichtscheuen, wunden, tränenüberfluteten Augen mit *wäßrig* geschwollenen *Lidern*, als seien sie *mit Luft aufgeblasen*. In der *draußen* wäßrig *fließenden*, wunden Nase mit heftigem, vereinzeltem, *nicht erleichterndem Niesen*. Drinnen stockt der Nasenfluß mit einem dumpfen, klopfenden Stirnkopfschmerz. Die *Nächte* sind noch unerträglicher. Besonders wenn er durch *feuchte Kälte* Asthma bekommt. Dann erschrickt ihn die Atemnot mit schwierigster Ausatmung gleich nach *Mitternacht bis gegen 3 Uhr* mit *Angst* zu ersticken, mit großer *Unruhe*, mit Wundheit, anhaltenden Stichen in der oberen rechten Brust, mit Schwäche, *eiskaltem Schweiß* überall und brennendem Durst nach heißen Getränken, aber kaum daß er davon was trinkt. Ein durchdringendes *Frösteln* verlangt nach Umhüllung mit warmen Decken, außer am Kopf. Da bräuchte er frische Luft. Er schreit still nach Erlösung, aber der entgegengebrachte Trost erregt einen erstickenden Hustenanfall. Die sorgfältig ausgesuchte Arznei wird ihn begnadigen.

d) Eigentlich sind seine Schleimhäute so trocken wie seine *Reibeisenhaut*, seine *Stuhlverstopfung* und sein verstopftes Gemüt. Im Frühjahr aber kämpft er mit dem Heuschnupfen in ähnlicher Weise wie mit seinem Leben. Sobald er es wagt, seinem Gefängnis zu entrinnen, um der Natur entgegenzugehen, beginnt er zu weinen. Den tränenden, lichtscheuen, schleiersehenden Augen folgt bald ein klarer, wäßriger, *schaumiger* Schnupfen. *Morgens* kaum erwacht, erschüttert ein *ununterbrochenes, krampfhaftes Niesen* sein Zuhause und die Nachbarn. Er greift zu

Natrium muriaticum D200

1 Gabe bedarfsweise, und öffnet das Fenster, damit Arznei und *frische Luft* seinen Nasenfluß wieder in Gang setzen. Oder er wäscht sein Gesicht kalt ab. Sonst wiederholt sich das Ganze um *10 bis 11 Uhr* herum, in der *Sonne*, in der *Hitze* bis hin zum *Herbst* und geschieht gleichermaßen, wenn er von einem warmen, feuchten, lebendigen Menschen tröstend berührt wird.

e) Alles *brennt, stockt drinnen, morgens* und in *Wärme jeglicher Art*. Nur *draußen* fließt alles heftig *ätzend*, aber *erleichternd*: rote Augen und gerötete Nase. Unaufhörlich *niest* er *drinnen* im Zimmer. Der Rachen ist wund, heiser, verschleimt, so daß er sich trotz schmerzlichem Wundsein ständig *räuspert*. Steigt das Elend noch tiefer in die Bronchien, so hören wir ein asthmatisches, sägendes Keuchen mit einem trockenen Bellhusten, der so ähnlich schmerzt, als rühre einer in einer Wunde. Die Atmung unterstützend greift er sich an den Hals. Aber irgendetwas fehlt uns noch, bevor wir mit Gewißheit

Jodum D12

2 × 1 Gabe täglich, für ihn aussuchen. Es ist sein Verhalten, seine Erscheinung, die seine Allergiezeichen begleiten und ihn einmalig machen. Er ist nämlich ein *abgemagerter Dauerfresser*, obwohl er ständig am Kauen ist. Kaut er mal nicht, geht es ihm gleich schlechter. Ausschließlich *während des Essens* fühlt er sich *wohl*. Dazwischen empfindet er nur Hitze. Schon die *geringste Wärme* erregt ihn ängstlich. Trotzdem schaut er *blaß* drein, und seine Glieder sind *kalt* und *bläulich* wie „Froschhände“. Ob die Arznei vielleicht in erster Linie seine Mißtemperatur aus dem Verbrennungsofen *Schilddrüse* regulieren wird?

f) Dieser Heuschnupfen ähnelt dem vorigen wie eine Nase der anderen: *Plötzlich* fließender, brennender Schnupfen, eher linksseitig, mit Niesen. Allerdings unterscheidet er sich dadurch, daß er sich *im warmen Zimmer*

Badiaga D6

3 × 1 Gabe täglich, beruhigt. Rasch noch die Arznei gegeben, bevor – wie oben – eine asthmatische Atmung mit einem erwürgenden Husten ein-

setzt, wobei dicker, gelber Schleim *aus dem Mund fliegt*. Besonders stark am Nachmittag um *15 Uhr* herum. Der Atem ist dann heiß und wird mit großen Mengen Wasser gekühlt. Auffallend sind dabei die Mißempfindungen der *Haut*: wie *wund* und *höchst berührungsempfindlich*. So wie der ganze Kerl.

NOTIZEN:

besser draußen

Eine solche Aussage ist schon ungewöhnlicher als manche anderen. Die meisten Leidenden meiden das Draußen wegen der Wetterlage, wegen der Pollen oder wegen allgemeiner Verschlimmerung. Hier treffen wir jedoch solche an, deren fließende Schleimhäute drinnen stocken und sich draußen erleichternd lösen. Deswegen suchen sie, manche trotz Empfindlichkeit auf Kälte, die frische Luft auf. Denn der Fluß ist gewöhnlich ein erquicklicheres Zeichen als die Verstopfung. Das ist soweit logisch, aber für die „Pollenflugtheorie" wieder unlogisch. Aufgrund dessen ist die Gewichtung der Modalitäten ein weiterer Lernprozeß, dem wir uns aussetzen müssen: Was logisch und allgemeingültig ist, hat nicht viel Wert. So ähnlich, wie wir im Menschen nicht „die Krankheit" heilen, sondern das, was an ihm eigentlich krank ist und zu diesem Zustand führte.

a) Für alles, was mit schwunghafter *Plötzlichkeit* beginnt, ist diese Arznei die erste. Auch beim Heuschnupfen. Dabei ist die Nase aber *ohne Ausfluß*. Nur heftig *heiß*, dick *geschwollen, verstopft*. Die Verstopfung wechselt zunächst von einer zur anderen Seite, während die Nase kitzelt, brennt und von Niesen nicht geöffnet wird. Auch die Stirn ist wie verstopft und schmerzt mit *klopfendem* Pulsschlag. Ebenso plötzlich und gleichzeitig überfällt uns eine unerklärliche *Unruhe*, ein Getriebensein, eine *Ängstlichkeit*, die nach Bewegung verlangen, aber rasch im heftigen *Frösteln* ersticken. Noch begnadigt *frische Luft* und

Aconitum D30

1 Gabe einmalig, die lokale Hitze und sorgen für allgemeine Linderung. Später, wenn der Frost anhält oder in die übliche Wärme übergeht, ist diese Arznei für uns wertlos geworden.

b) Noch eine Ausnahme zur obigen Regel. Seine *fließende* Domäne ist *nämlich drinnen*. Draußen befreien sich die Augen von ihren reichlichen, *milden* Tränen und vom *scharfen* Sekret der Nase. Das ist einmalig, und es fällt uns nicht schwer, ihn mit

Allium cepa D3

3 × 1 Gabe zu je 15 Kügelchen täglich, bis zu seiner Heilung zu füttern. Dazu reichen wir ihm einen warmen Schluck Tee. Aber mehr Angebot an *Wärme* verträgt er nicht mehr.

c) Nun begegnen wir jenen, die sich mehr oder weniger der obigen Regel unterwerfen: allgemein frostig, empfindlich auf Kälte, Verlangen nach Wärme. Es gilt also, das *besondere* Verlangen oder Verhalten klar herauszuarbeiten. Viele von Ihnen kennen das: Beim *kleinsten kühlen Luftzug* irgendwo am Körper, beim Öffnen einer Tür oder eines Fensters, selbst beim Lüften der Bettdecke am Morgen fallen Sie in heftiges Niesen, das sich erst beruhigt, wenn Sie die entblößte Körperstelle bedecken, außer am Kopf. So beginnen viele Katarrhe durch *Unterkühlung*. Wenn dann Ihre Nase trotzdem trocken, drinnen und nachts verstopft bleibt, störend kribbelt, dann sollten Sie sich bereits an

Nux vomica D30

1 Gabe bedarfsweise, laben, so daß Sie Ihren *Kopf* ermunternd *aus dem Fenster hängen* können, um Ihre *mürrisch* verdorbene Laune der frischen Luft zu übergeben. Ihr Leidensgenosse, der *Silicea*-Kranke, reagiert genauso auf Luftzug. Er wagt jedoch nicht das Fenster zu öffnen, sondern verschließt sich und seinen Kopf in einem dicken Schal.

d) Sollten Sie zwar eher frösteln, aber die *Wärme* wegen auslösender Trägheit, Stauungen und Verstopfung *nicht vertragen*, dann ist das ein erfreulicher Hinweis auf Ihre Widersprüchlichkeit. Natürlich nur, wenn Sie krank sind. Sonst sind Sie der Liebreiz in Person. In der frischen Luft fließt dann alles wundmachend, Sie niesen krampfhaft, riechen und schmecken nichts mehr, und Ihre Beine ermüden rasch. Bewegen Sie sich demnach gemächlich, legen sich zwischendurch

Pulsatilla D6

3 × 1 Gabe täglich, auf die Zunge, und denken Sie nicht mehr darüber nach, warum Ihre Wehwehchen sich so *rasch verändern* wie Ihr Charakter. Jetzt

geht es ja aufwärts, und psychoanalytisches Tiefengeschürfe brauchen wir nicht. Eine tröstende Hand, ein tröstendes Wort, eine tröstende Arznei und schon ziehen die gelegentlich grauen Wolken an Ihnen vorbei.

e) Ihm geht es ähnlich: Er verträgt die *Wärme* nicht. Es darf draußen aber auch nicht *naß-* oder *feucht-kalt* sein, um seine verstopfte Nase mit dem drückenden Schmerz an der *Nasenwurzel* zu befreien. Nachts geht es ihm ganz besonders schlecht. Ab etwa *3 Uhr* drücken Nase und Stirnhöhle wie tagsüber *beim Bücken*. Das treibt ihn aus dem Bett, um sich mit

Kalium jodatum D4

3 × 1 Gabe täglich, am geöffneten Fenster Mut zuzusprechen. Denn er weiß von seinen Erkältungen her, daß die Bronchien bald zu stechen beginnen und ein hartnäckiger, asthmatischer Husten um diese Zeit bis *5 Uhr* ihn in Beschlag nehmen wird. Nicht oft genug darf ich betonen: Die Arznei rechtzeitig genommen, verkürzt das Leid und verlängert unsere Freude. Wenigstens in den Leidenspausen.

f) Auch bei ihm darf das Wetter nicht *naß-* oder *feucht-kalt* sein, aber auch kein *Wetterwechsel* sich zusammenbrauen, um die heftig *bohrenden, roh brennenden* Schmerzen zu lindern: in den tränenreichen Augen mit ausgeprägter Lichtscheu vor künstlichem Licht und offenem Feuer; in der geschwollenen Nase mit dünn-schleimigem, scharfem, wundmachendem, blutstreifigem Fließschnupfen; im wunden Mund und Rachen mit zähem *Speichelfluß* wie Seifenschmiere, mit einer *dick-weiß belegten, schlaffen, geschwollenen Zunge*, die an ihrem Rande *Zahneindrücke* aufweist, mit einem widerlich *stinkendem Geruch* aus dem Mund, der sich im ganzen Zimmer muffig auszubreiten pflegt und uns letztlich auf

Mercurius solubilis LM6

1 Gabe morgens, hinweist. Hier wie bei seinen Katarrhen erscheint bald ein trockener, schmerzhafter Husten, bei dem in der *unteren rechten Brust Stiche in den Rücken* schießen. Das heftige, häufige Niesen und Schneuzen ist ebenso äußerst schmerzhaft. Die Nase kann nachts bluten, wobei das Blut noch in der Nase gerinnt und wie Eiszapfen aus den Nasenlöchern hervor-

lugt. Alles verschlimmert sich *nachts* und in der Bettwärme. Dabei brechen heftige, *übelriechende Schweiße* aus, die aber – wie sonst üblich – *keine Erleichterung* der Beschwerden herbeiführen. – Erkältungen beginnen oft auf diese Weise bei eingangs erwähnten Wetterlagen. Nur dran denken und in den Mund gucken!

g) Wenn Sie gleiche Erscheinungen zeigen wie beim *Mercurius-solubilis*-Bedürftigen, Ihre *Zunge* aber hinten eher *schmutzig gelb* belegt ist und obendrein *asthmatische* Beschwerden Sie belasten, dann sollten Sie eher zu

Mercurius jodatus flavus LM6

1 Gabe morgens, greifen. Bei solchem Zungenbelag ist diese Arznei einfach wirkungsvoller.

h) *Kälte, Nässe, feuchtes Wetter* und *Zugluft* verschlimmern seinen Zustand. Trotzdem sehnt er sich nach der Frische des Draußen. Gut beobachtet! Ihm geht es nämlich so ähnlich wie dem *Nux-vomica*-Kranken. Doch sein Heuschnupfen ist eben nur seiner und unterscheidet ihn: *Plötzlich* fließen Tränen und Schnupfen wäßrig und wundmachend. Später *verstopft* die Nase, *rinnt* aber *ununterbrochen* weiter. Er hüstelt und *räuspert* sich fortlaufend, weil er im heiseren Rachen einen *Kloß* und nicht abhustbaren Schleim verspürt. Wenn wir ihn deswegen aufziehen, betüpfeln *rote Flecke* sein blasses, eingefallenes Gesicht und lassen uns

Acidum succinicum D12

2×1 Gabe täglich, erahnen. Entscheidend ist jedoch der zugehörige Mensch, der schüchtern-gehemmt und ängstlich an seinen *Alltags-* und *Geschäftssorgen verzweifelt*. Besonders wenn wir sie erwähnen sollten. Er will *allein* sein und *keine tröstenden Worte* hören. Dabei verhält er sich eigensinnig, *kindisch*, hysterisch. Nichts kann man ihm recht machen. So wird er kalt und kälter und *friert ständig*. Wenigstens packt er sich warm ein. Das heißt, mit diesem Einhüllwunsch verflucht er widersprüchlich sein Alleinsein. Zum Glück für ihn!

NOTIZEN:

besser drinnen

Hierunter vereinigen sich alle frierenden Menschen. Sie suchen das Draußen, die Sonne, die Wärme der frischen Luft nur in gesundem Zustand auf. Echte Stubenhocker! Ausnahmen bestätigen diese Regel.

a) Dieser ist ohnedies mit seinen Studien, seinen Sammlungen und seinem *ständigen Aufräumen* so beschäftigt, daß er nur umständehalber vor die Tür geht. Zur Schule, ins Büro, ins Geschäft, zum Einkaufen. Außerdem *friert* er immer. Nur im Sommer aalt er sich wie eine Katze wohlig in der Sonne. Falls er überhaupt mal ohne Schnupfen ist. Im *feucht-kalten* Frühling aber bahnt sich der Fluß seiner fließenden Nase, seiner tränenden Augen *wundmachend* einen Weg über die Wangen, über die Oberlippe. Alle seine Schleimhäute *brennen* bis hinunter in die Bronchien, falls sich Asthma zugesellt. Aber nicht erwartungsgemäß die Kühle, sondern nur *Wärme in jeder Form*, ja sogar Hitze und

Arsenicum album D6

3 × 1 Gabe oder mehrmals täglich, *besänftigen* sein Feuer. Die schlaflosen *Nächte* hingegen sind noch unerträglicher. Die Nase *verstopft* sich von *Mitternacht* an bis etwa *3 Uhr* mit gelegentlich erstickendem Husten. Die Arznei wird die Sterbensangst, die unerträgliche *Unruhe*, den brennenden Durst nach heißen Getränken von ihm nehmen und ihn in einen erholsamen Schlaf wiegen.

b) Alles beginnt beim plötzlichen *Einbruch warmer Tage* oder wenn sich das Wetter schon lange Zeit *feucht*, *schwül* oder *föhnig* dahinschleicht. Sein Kopf füllt sich mit Blut, *krampft*, *pulsiert im Nacken*, zieht wie ein festes *Band* zur *Stirn* und schwemmt sein Gesicht heiß und *dunkelrot* auf. Er *fiebert* geradezu. *Gleichzeitig* aber *fröstelt* es ihn im Rücken. So liegt er *apathisch*, *schlaff*, *zittrig* und *durstlos* in der wärmsten Ecke seines Zimmers und hat der Welt Adieu gesagt, bevor er sich

Gelsemium D30

1 Gabe bedarfsweise, gönnte. Bald wird er sich jedoch von seinem Bett erheben müssen, denn eine erlösende *Harnflut* kündigt den Heilprozeß an.

c) Vorsicht vor *Kühle, kalter* oder *warmer Feuchtigkeit* und vor *raschem Wetterwechsel von warm zu kalt*, was ja im Frühjahr besonders, aber auch den Sommer hindurch sehr leicht an einem und demselben Tag passieren kann. Das mögen sich alle diejenigen hinter die Stirn schreiben, die für *Unterkühlung* oder *Durchnässung* ungünstig empfänglich sind. Neben *Nux* und *Gelsemium* ist

Dulcamara D30

1 Gabe bedarfsweise, mithin die beste Arznei für derartige Auslösungen. Der Heuschnupfen fließt gewöhnlich *mild, stockt draußen* und *nachts*. Rasch gesellt sich *Heuasthma* hinzu. Dann hustet er auch. Trocken, kurz, bellend mit zähem, geschmacklosem Schleim und schwierigem Auswurf. Erhebliche Rückenschmerzen, ein steifer Hals und Nacken und lahme Glieder begleiten höchst wahrscheinlich das gesamte Geschehen. Ohne Behandlung wird das Asthma eventuell auch vergehen. Aber dafür *wechselt* es sich *mit* anderen Beschwerden wie *Ekzem, Rheuma* oder *Durchfall* ab. Und die Erkältung kommt spätestens im Frühherbst wieder. Das sei den Zweiflern hinters Ohr diktiert!

d) Draußen ist nicht sein Milieu, obwohl er sich nach labender Frische, nach frischer Luft, nach klaren Gefühlen sehnt. Besonders im Frühling, wo so manche Träume der Älteren an ihre Jugend und der Jugendlichen an ihre Kindheit wieder erwachen. Aber tränende Augen und ein wäßriger, *schaumiger* Schnupfen mit heftigem Niesen erschüttern seine Sehnsucht. Er hat die Nase bald so voll, daß er an die *Nordsee* fährt. Leider meist vergebens. Dort wie zu Hause muß er sich in der Wohnung aufhalten, wo er sich allgemein wohler fühlt. Die Nase verstopft aber jetzt erst richtig voll, besonders nach den *schlaflosen* Nächten, wenn ihm der *Schleim* sogar *hinten* den rauhen, kratzenden *Rachen runtertropft*. Dann hört er nicht mehr auf, krampfhaft zu niesen. Mindest 18 mal, bevor er die Erschütterungen mit

Natrium muriaticum D200

1 Gabe bedarfsweise, und etwas frischem Atem beschwichtigen kann. Ob er jetzt rausgehen darf? So mutig ist er noch nicht, denn die Hoffnung auf Heilung ist ihm längst vergangen. Also geht er gar nicht erst raus, zieht sich, wie gewohnt, zurück. Dort wünscht er nur zu liegen, wartet auf die *Herpesbläschen* an Lippen und Nasenlöchern, auf den *Riß* in der *Mitte der Unterlippe*, auf die kribbelnde *Taubheit* in Lippen, Nase und Zunge, auf den Geruch- und Geschmacksverlust, die jedes Frühjahr den Heuschnupfen und jeden Winter den Erkältungsschnupfen begleiten. In den trockenen Zwischenphasen ergreift ihn immer eine unheimliche Schwäche. Da hilft auch kein Sonnenbaden. Ob die Wärme des Zimmers und die Arznei ihm eher beistehen werden? Oder wird es letztlich die menschliche Wärme sein, die ihn gesundstreicheln darf?

NOTIZEN:

mit Frösteln

Ein Mensch, der fröstelt, weist uns immer auf eine tiefgreifende Entgleisung von der harmonischen Mitte seiner Existenz hin. Er ist schwach, ängstlich, unsicher. Gerüttelt von innerer Kälte, gezeichnet von Lebenskälte. Einer, der die Lebenswärme entbehren mußte und sie seither vermißt. So sucht er sich die künstliche Wärme im Zimmer, durch Kleidung, durch Heizung, durch warme Bäder. Ein Ersatz für die Wärme ihn umgebender Menschen, deren Annäherung er nicht unbedingt verträgt, die er mit Ängsten abwehrt, gegen die er im wahrsten Sinne des Wortes allergisch reagiert. Trost bleibt uns, daß die Homöopathie Arzneien bereithält, welche die Kluft zwischen den Menschen verringert zugunsten eines liebevolleren Zusammenlebens. Die Gnade der Liebe ist dann die größte Arznei!

a) Für alles, was mit schwunghafter *Plötzlichkeit* beginnt, ist diese Arznei die erste. Auch beim Heuschnupfen. Dabei ist die Nase aber *ohne Ausfluß*. Nur heftig *heiß*, dick *geschwollen*, *verstopft*. Die Verstopfung wechselt zunächst von einer zur anderen Seite, während sie kitzelt, brennt und von Niesen nicht geöffnet wird. Auch die Stirn ist wie verstopft und schmerzt mit *klopfendem* Pulsschlag. Ebenso plötzlich und gleichzeitig überfällt uns eine unerklärliche *Unruhe*, ein Getriebensein, eine *Ängstlichkeit*, die nach Bewegung verlangen, aber rasch im heftigen Frösteln ersticken. Noch begünstigen *frische Luft* und

Aconitum D30

1 Gabe einmalig, die lokale Hitze und sorgen für allgemeine Linderung. Später, wenn der Frost anhält oder in die übliche Wärme übergeht, ist diese Arznei für uns wertlos geworden.

b) Sein allergisches Geschehen beginnt mit *klopfenden* Schmerzen und kurzen Frostschauern, die vor allem *nachts über den Rücken wallen*. Trotz Frost und trotz Empfindlichkeit für *Kälte, naßkaltes Wetter* und *Wetterwechsel* besänftigt äußere Kühle die heftig *bohrenden, roh brennenden* Schmerzen in Augen, Nase und Rachen. Aus dem wunden Mund fließt zäher *Speichel* wie Seifenschmiere. Drinnen liegt eine *dick-weiß belegte, schlaffe, geschwollene Zunge* mit *Zahneindrücken* an ihrem Rand. Daraus strömt ein widerlich *stinkender Atem*, der uns peinlich zurückschrecken läßt, uns aber gleichzeitig auf

Mercurius solubilis LM6

1 Gabe morgens, hinweist. Die Arzneiwahl stützt sich in erster Linie auf die Inspektion des Mundes. Durch Sehen und Riechen!

c) Es ist nicht so, daß er tatsächlichen Frost erduldet, sondern er wird kalt und kälter und *friert ständig*. Deshalb sind ihm *Kälte, Nässe, feuchtes Wetter* und *Zugluft* ein Horror. Desto mehr sind wir erstaunt, daß er die Fenster öffnet, um sich in *frischer Luft* zu bewegen. Dann betüpfeln *rote Flecke* sein blaß eingefallenes Gesicht, aus dem Tränen und Schnupfen *plötzlich*, wäßrig und wundmachend fließen. Reichen wir ihm doch gleich

Acidum succinicum D12

2 × 1 Gabe täglich, bevor seine Nase *verstopft*, aber *ununterbrochen weiterrinnt*. Ist er dabei ein schüchterner Mensch mit unruhiger *Angst* und *Alltagssorgen* (wie der *Ambra*-Bedürftige), dessen Nervosität sich obendrein in Nesselsucht und Asthma ausdrücken kann, so wird die Arznei ihm auch hierbei gütig zur Seite stehen.

d) Bisher wünschten sich alle noch frische Luft zu ihrem Kälteempfinden. Die folgenden Drei haben diesen Wunsch aufgegeben. Das bedeutet, daß sie zwar übler dran sind, was ihre vordergründigen Heilchancen angeht, sich aber trotzdem nach Wärme und wärmenden Menschen sehnen. Das gibt ihnen eine noch größere Chance. Nämlich die, endlich oder endlich wieder Leben atmen zu dürfen. Eigentlich fühlt dieser Kranke *keine innere Kälte*, sondern eher *fiebrige Hitze*, die seinen Kopf mit Blut überfüllt, ihn *erschlafft* und *teilnahmslos* ermattet. *Gleichzeitig* aber schüttelt ihn ein *wellenartig den Rücken rauf und runter* schleichender *Frost*! Das sind derart widersprüchliche Zusammentreffen, daß wir ihm freudig

Gelsemium D30

1 Gabe bedarfsweise, darreichen dürfen. Sonst wird er nichts von Ihnen verlangen, denn er hat keinen Durst und keine anderen Gelüste. Er wird sich nur erheben, um gelegentlich viel farblosen, aber erleichternden *Harn* abzulassen. Das entstaut ihn, und sein Abwehrsystem geht kraftvoll auf Angriff über.

e) Wie auch immer er vorher aussah, beim Heuschnupfen ist er blaß, kalt, feucht und klagt über *ununterbrochenes Frösteln.* Der Frost schleicht den Rücken hoch, so daß er die Zimmerwärme aufsucht, warm trinkt, sich einhüllt oder sich unaufhörlich in die heiße Badewanne legt. Je *frischer* und *kühler* die Luft, desto elender ist ihm zumute. Sein Frösteln vergeht auch nicht, wenn er wie gewöhnlich *zur gleichen Stunde* des Tages *Fieberanfälle* ertragen muß. Dazwischen niest er krampfhaft, die Nase fließt, brennt, juckt und blutet gelegentlich. Die Nasenlöcher verstopfen abwechselnd in den Niespausen. Klagt er dazu noch über drückenden, ja *krampfenden* Schmerz an der *Nasenwurzel*, so heizen wir seinem Frost mit

Sabadilla D12

2 × 1 Gabe täglich, ein. Denn die Allergie steigt rasch in den Rachen hinab, wo er die *größtmögliche Trockenheit* von allen Mitleidenden hinnehmen muß. Geben Sie ihm dazu viel Warmes zu trinken, dann können Sie die Badewanne endlich auch mal benutzen.

f) Auch er ist ein *blasser* Meister im Frösteln. Er *friert* nicht nur beim Kranksein, sondern eigentlich *immer.* Seine Lebenswärme ist seinem Schicksal unterwegs verlorengegangen. Deshalb muß er sich *samt Kopf warm einhüllen*, alle Zimmeröffnungen verstopfen, denn der *geringste Luftzug* und *Kälte in jeder Form* lösen einen unerbittlichen Niesanfall aus. Zumal die *Nasenwurzel* und der *Racheneingang zum Mittelohr* mitleidslos *jucken.*

Silicea D12

2 × 1 Gabe täglich, dürfte sein Gutes tun, für ihn und für Sie, wenn Sie das Gefühl haben, daß auch Sie sich an der Unachtsamkeit der Menschen die Seele wundgescheuert haben.

g) Der Frost dieses Menschen wird schon ähnlich der Todesnähe empfunden. Ein kriechender Frost über die Glieder bis ins Herz. Wenn er krank wird, rinnen die letzten Säfte seines Blutes, seines Lebens reichlich *brennend* aus seinen Körperöffnungen als Erbrechen, Ausfluß, Durchfall, Heuschnupfen. Noch lindern eine *warme (!)* Umgebung, eine wollene Decke die brennenden Schmerzen, aber die menschliche Wärme wird er erst nach

Arsenicum album D30

1 Gabe bedarfsweise, verspüren und annehmen können. Ansonsten bleibt ihm nur der lebenslange Tod, der im *eiskalten Schweiß* seine Vorboten schickt und gegen den er täglich die Kampfespfründe beschreitet. Es hilft halt nichts! Wir können nicht darum herum kommen, erst zu sterben, um wahrlich leben zu können, leiblich oder symbolisch. Wie die Saat auf dem Feld, wie das Gift in unseren Adern, wie die Urtinktur der Arznei, bevor sie uns zur Genesung, zur Heilung, zum Heil werden.

NOTIZEN:

4. Wo

Seitenbezug

Mehr rechts oder mehr links sind wesentliche Phänomene der Lokalisation von Beschwerden. Wie alles auf dieser Erde hat natürlich auch der Seitenbezug seine sinnbildliche Bedeutung. Links ist die Seite des Herzens, der Gefühle, der Empfindungen und all dessen, was uns das Blut des Herzens an Symbolik beschert: Säfte, Wärme, Fluß, Bewegung als Zeichen des Lebendigen. Rechts ist der Sitz der Leber, des Lenkers von Blutbildung, Stoffwechsel und Hirnfunktionen. So haben wir den kühlen Intellekt auf der einen Seite und die Herzlichkeit auf der anderen. Eine gute Mischung von beiden bedeutet harmonische Mitte und täte uns allen recht gut.

a) Ein meist *linksseitiger*, hitzköpfiger, eher *Männer* ereilender, rasch in Hals und Bronchien absteigender Heuschnupfen, bedarf des

Naphthalinum D3

3 × 1 Gabe mit je 15 Kügelchen täglich. Alle Schleimhäute sind *trocken, wund, brennend geschwollen*: in den trotzdem fließenden Augen, den Augenlidern, der hitzig niesenden Nase, dem luftabschnürenden Rachen und den asthmatisch seufzenden Bronchien. In der *frischen Luft* wird es ein bißchen feuchter.

b) Ein eher *rechtsseitiger*, ebenso hitziger, *rot aufgedunsener* Heuschnupfen-Mensch, dessen *Wangen* bei Katarrhen mit *umschriebener Röte* gezeichnet sind, in dem alles gleichermaßen *brennt* wie beim Vorigen, der hält sich an

Sanguinaria D6

3 × 1 Gabe täglich. Er hat nämlich seine unterscheidenden Eigenarten: *Trotz* der äußeren und inneren *Hitze*, geht er *nicht nach draußen*. Denn er verabscheut *Licht, Kälte, Zugluft, jeglichen Wetterwechsel*, vor allem von trocken zu feucht oder zu heiß, und er muß unwiderstehlich niesen. Seine Sehnsucht nach *erleichternder Frische* der Luft bleibt Theorie. Dagegen versucht er, die hitzig trockenen Schleimhäute mit seinem heftigen Durst auf Kühles zu mildern, zu benässen. Die Arznei wird bald nach Einnahme seinen Schweiß treiben. Er wird sich abdecken, ausziehen und sich wohl fühlen.

NOTIZEN:

Nasenwurzel

Der Schmerz an der Nasenwurzel ist nichts anderes als eine krankhafte Veränderung der Stirnhöhle. Als Empfindung ist er jedoch so wichtig, daß wir die zugehörigen Arzneien nochmals andeuten wollen.

a) Wenn Ihre Nasenwurzel *krampft*, so daß Sie die Stirn mißfallend in horizontale Falten legen, dann dürften Sie sich bereits

Sabadilla D12

2 × 1 Gabe täglich, zum Entkrampfen genehmigen. Bei aller Einfachheit sollten Sie jedoch erblaßt sein, *ununterbrochen frösteln*, krampfhaft niesen, immer *zur gleichen Tageszeit Fieber* kriegen, die Fenster schließen und sich mit *Wärme* jeder Art wohlig umgeben. Hüten Sie sich vor *frischer, kühler* Luft. Dann *verstopfen* die Nasenlöcher *abwechselnd*, und der *Rachen* wird so wund und *trocken*, wie es nur Ihnen geschehen kann. Verlegen Sie Ihr Büro, Ihre Arbeitsstelle, Ihr Unternehmen ins frühlingsgeheizte Schlafzimmer.

b) *Jucken* ist schon allgemeinerer Natur. Wenn es sich jedoch außer in der Nasenwurzel auch am *Eingang der Ohrtube im Rachen* festkrallt, wenn Sie genauso frösteln wie Obiger, auch wenn Sie den Heuschnupfen längst hinter sich gebracht haben, wenn Sie schon beim *kleinsten kühlen Lufthauch* schonungslos niesen und sich spätestens daraufhin vom Kopfhaar bis zu den Zehen *warm einpacken*, dann sollten Sie sich für

Silicea D12

2 × 1 Gabe täglich, entschließen. Das wird Ihrer frostigen Schwäche den nötigen Halt und Ihren Katarrhen die Stirn bieten.

c) Wenn es in der Nasenwurzel juckt, prickelt und so drückt, als würde sie *auseinandergepreßt*, was Ihr Gesicht rot, heiß und *feucht* verändert, dann ist das ein quälendes, aber feines Zeichen eines ganz besonderen Heuschnupfens. Unsere Qual ist ja nur noch halb so schlimm, sobald wir die Hoffnung auf eine erlösende Arznei erahnen. In Strömen fließt aus Augen und Nase brennendes Wasser. Ihre *Muskeln* ziehen, reißen, krampfen, vor allem *im Brustbereich*, so daß Sie sich möglichst *nicht bewegen* wollen und sich dabei

Ranunculus bulbosus D6

3 × 1 Gabe täglich, genehmigen dürften. Bewegung ist Ihnen auch beim Wetter abhold: als *frischer, feuchter Wind*, als Tageswandel von nachts zu tags und tags zur Nacht, als Temperaturschwankung, Wetterwechsel oder Gewitter. Da bewegt sich nämlich der Schnupfen abwärts und wandelt seine Eigenarten in ein wundes, stechendes Asthma. Bleiben Sie drinnen, denn draußen wandelt sich das Wundsein in Frösteln. Und am besten, Sie warten täglich auf die *Nacht.* Weil Sie dann trotz Elend angenehm *schlafen!*

d) Gesellt sich zum Jucken ein *intensives Brennen*, während das Wasser aus Augen und Nase rinnt, die *Nasenlöcher gleichzeitig* hinten mit einem *schwer auszuschneuzenden* Sekret *verstopft* sind, dann ist das, zusammen gesehen, so bedeutend, daß Sie sich oder andere mit

Sanguinarium nitricum D6

3 × 1 Gabe täglich, erfreuen können. So gern Sie auch frische Luft mögen, ziehen Sie es lieber vor, dieser und Zugluft aus dem Wege zu gehen. Sie würden an Niesanfällen eventuell ersticken. Probieren Sie diese Arznei, die ziemlich in Vergessenheit geriet, wenn sie Ihren Voraussetzungen ähnelt: heißblütiges Brennen überall, Fluß und Verstopfung gleichzeitig, Verlangen nach draußen, aber höchste Empfindlichkeit auf Zugluft und frische Luft. Das ist ein klarer Widerspruch, über den wir uns beide freuen!

e) Bei allen in diesem Kapitel erwähnten Leidenden ist die Stirnhöhle voller Sekret, was uns den allgemein empfundenen Druck an der Nasenwurzel erklärt. Nichts sonderlich Verwertbares also. Verändert sich der Druck jedoch spürbar im *Warmen*, beim *Bücken* und ab *3 Uhr* nachts, so heißt das, daß die *statische* Empfindung „Druck“ *zur dynamisch* belebten Empfindung und dadurch erst so wichtig wird, daß wir ihr

Kalium jodatum D6

3 × 1 Gabe täglich, zuordnen und Ihnen zugestehen können. Verständlich, daß Sie am liebsten ständig mit frischer Luft umgeben sein möchten, denn sie bewirkt Fließen der Nase. Ätzend, aber druckerleichternd.

f) Frage: Wie ist der Druck? Augen schließen und mit dem Geiste abfühlen! Das ist die einzige Möglichkeit zu unterscheiden, um zu entscheiden. Richtig! Es ist eine Art *Völlegefühl*, mit dem Ihr vertrockneter, verkrusteter Katarrh immer beginnt und sich in der Stirn ausbreitet. Das zwingt Sie *unwiderstehlich, die Nase zu schneuzen. Ohne Erfolg*! Weder Sekret, noch Erleichterung. Selbst beim Niesen bleibt alles wie voll. Da bleibt Ihnen nur, sich vertrauensvoll mit

Sticta D6

3 × 1 Gabe täglich, zu beschäftigen und die *plötzlichen, extremen Temperaturschwankungen* zu verfluchen.

g) Hat man je versucht, in Ihren Körper eine Schraube einzubohren? Jedenfalls empfinden Sie das jetzt bei diesem Ihrem Heuschnupfen. Ein unerträgliches *Bohren* dringt quälend in Ihre Stirnhöhle, das durch

Arum triphyllum D6

3 × 1 Gabe täglich, nach Befreiung schreit. Noch einmaliger ist das Aussehen der betroffenen Teile: Augen, Nase, Lippen und Mundhöhle sind *rot rissig* und *blutig, schrundig wie* ein Stück *rohes Fleisch*! Das gibt es nur bei Ihrem Katarrh! Obendrein ist Ihre Nase überall und nachts so verstopft, daß Sie mit offenem Mund vergeblich auf den Schlaf warten. Und während Sie ungeduldig warten, bohren Sie unverständlicherweise in Ihren Nasenlöchern, zupfen an den Nasenflügeln und beißen sich mit den Zähnen die Haut von den Lippen. Trotz Schmerz! Ist es vielleicht eher ein Zwang, von dem die Arznei Sie befreien soll?

NOTIZEN:

Hals

Praktisch gesehen kann jeder Heuschnupfen den Hals mitergreifen. Kitzel und Kitzelhusten sind gar nicht selten. Wir wollen deshalb zusammen nur diejenigen Arzneien erleben, die mit Sicherheit sehr rasch Rachen und Kehlkopf erheblich beeinträchtigen.

a) Wer schon mal in der Küche *Zwiebeln* geschnitten hat, kann berichten: aufsteigende klopfende Hitze im Gesicht, *bitzelnde* Augenwinkel, lichtscheue Augen mit *mild* überfließenden Tränen, massenhaft *wäßrig-ätzender* Schnupfen mit scharfem Kribbeln in der Nase, das zu dauerndem, leidenschaftlichem Niesen zwingt. Sie öffnen das Fenster und übergeben sich und Ihr Leid erlösend der frischen Luft. Oder schlucken rasch

Allium cepa D3

1 Gabe zu je 15 Kügelchen alle Stunde, wenn Sie vermeiden wollen, daß sich das Gejucke in den Hals hinabschleicht. Dort löst das Atmen der frischen Luft einen bellenden, *berstenden Kehlkopfhusten* aus, der so schmerzt, daß Sie sich stützend *an den Hals greifen*. Nehmen Sie eine Thermoskanne heißen Tees mit nach draußen. Das beruhigt den dröhnenden Husten.

b) Oder Ihre Augen schwimmen in *wunden, scharfen* Tränen und rinnen *brennend* über die roten, heißen Wangen. Die Lider schwellen rot an. Ein *schleimiger Schleier* bedeckt Ihre Sicht, so daß Sie erst nach *häufigem Blinzeln* Ihre Umwelt wahrnehmen können. Die Nase hingegen fließt *mild*. Das merken wir uns gut, weil das

Euphrasia D12

2 × 1 Gabe täglich, als Ihren arzneilichen Begleiter bestimmt. Setzt sich im Rachen erst mal *schwer löslicher Schleim* ab, dann kitzelt es am Kehlkopf, so daß Sie sich ununterbrochen räuspern und *husten*. Allerdings *nur tagsüber*. Ihr *Schlaf* bleibt erfreulicherweise *ungestört*. Morgens aber ist Ihr Elend wieder da. Zu gern würden Sie die *frische Luft* kosten, doch die *Lichtempfindlichkeit* zwingt Sie, im dunklen Zimmer auf den Sommer zu warten.

c) Mischen Sie einen blassen, kaltschwitzigen Menschen mit bereits reichlichem Fließen aus allen Löchern, mit Frieren, *Frost* den Rücken rauf, auch beim täglich wiederkehrenden *Fieber*, wonach Sie die Uhr stellen können, dazu etwas kühle Frischluft, die unbändig zum Niesen reizt, die *Nasenlöcher abwechselnd verstopft* und die *Nasenwurzel verkrampft*, dann haben Sie Ihr eigenes Bild im Bild von

Sabadilla D12

2 × 1 Gabe täglich, eingefangen. Nicht zu Unrecht. Denn rasch steigt die Allergie in den Rachen hinab, wo sie die *größte Trockenheit* von allen Leidenden verursacht, wo sie kratzt, ein Kloßgefühl einpflanzt, das Sie zu stetem *Räuspern* zwingt. Halten Sie sich gut warm, trinken Sie viel Warmes und lauschen auf den herzerwärmenden Gesang der Frühjahrsvögel, während die arzneiliche Aufmunterung auf sich warten läßt.

d) Oder Ihre Augen und Nase *fließen* brennend und *gleichzeitig* ist die Nase aber *verstopft*! In den *hinteren Nasenlöchern* haftet ein *schwer auszuschneuzendes* Sekret, die Nasenwurzel juckt lästig und brennt. Weiter unten ist *alles trocken*, wenn Sie nicht umgehend mit

Sanguinarium nitricum D6

3 × 1 Gabe täglich, der Allergie entgegenwirken und Sie die Mitwirkung des Halses vermeiden möchten. Von der Brustmitte steigt schon ein Hitzegefühl auf, als ob Sie eben Meerrettich gegessen hätten. Der Rachen schnürt sich zusammen, läßt nur eine tiefe, heisere Stimme zu, vor deren verständlicher Benutzung Sie sich kräftig räuspern müssen. Meiden Sie *Zugluft* oder die frische Luft *draußen*. Das entschärft sogar die Niesanfälle.

NOTIZEN:

Bronchien

In den Lehrbüchern habe ich geblättert und darin erfahren, daß es im engen Kreis mehr als zwanzig, auch in der Fibel nicht aufgeführte Arzneien für Menschen mit Heuasthma gibt. Daraus habe ich eine Auslese nach meinen Erfahrungen vollzogen, um das Entstehen einer gesonderten Heuasthma-Fibel zu vermeiden. Noch einmal eine klinische Diagnose zu zerpflücken, wäre für meinen ganzheitlich orientierten Geist ein unzumutbares Unterfangen.

a) Wie so oft brennt alles. Drinnen, draußen und die ganze Nacht hindurch mit höchster Unerträglichkeit zwischen *Mitternacht* bis *3 Uhr.* Sie möchten drinnen bleiben, sich aufwärmen, aber da stocken die Absonderungen, so daß es hinter der Stirn zu hämmern beginnt. Besonders die *feuchte Wärme* macht Ihnen zu schaffen. Ist es etwas kühler, können Sie wenigstens niesen. Jedoch die übliche Erleichterung dadurch bleibt aus. Ihre *Augenlider schwellen* immer mehr, als seien sie mit Luft aufgeblasen, die *Lymphdrüsen* machen es denselben nach. Sie *fiebern* heiß, schwitzen *kalt* und in der folgenden Nacht erschrickt Sie ein *feuchtes Asthma (!)* mit schwierigster Ausatmung. Genug, um

Arsenicum jodatum D6

1 Gabe sofort in Wasser zu lösen, um schluckweise die Erstickung zu verhindern. Die Kräfte von *Arsen* und *Jod* verbinden sich in dieser Arznei zu tiefgreifender Heilung.

b) Beginnt Ihr Katarrh bei *plötzlichen extremen Temperaturschwankungen* mit extremer *Trockenheit* in der Nase und einem drückenden, schmerzhaften *Völlegefühl* in der Stirnhöhle, so daß Sie sich *beständig*, zwanghaft und *erfolglos die Nase schneuzen*, dann sind dies die ersten Hinweise, um sich mit

Sticta D6

3 × 1 Gabe täglich, therapeutisch auseinanderzusetzen. Tun Sie es rasch! Denn fast unumgänglich kriecht die allergische Reizung in die Bronchien

hinab. Wie gehabt, alles bleibt trocken, rauh, mühsam abzuhusten. Ein hackender, erschöpfender Reizhusten wird von einem Kitzel hinter dem unteren Brustbein ausgelöst. Nicht enden wollend, die *ganze Nacht* hindurch, vom Abend über das Niederlegen bis zum Erwachen. Sie können sich des Eindrucks nicht verwehren, als fördere der Husten den Hustenreiz wie in einem Teufelskreis. Öfter müssen Sie sich erheben, aufsitzen oder herumgehen und sich leicht räuspern. Wobei das nächtliche Wandeln Ihre nervöse Art sein könnte, die manchen unter Ihnen bei solchen Zuständen erfaßt. Sie wandeln dann wie auf Wolken. Nicht unangenehm, wenn es den Heuschnupfen als Zubrot nicht gäbe!

c) Im Spiel des Schicksals zwischen Licht und Schatten ist er hoch aufgeschossen, mit hängenden Schultern oder zu kurz geraten. Aber stets sonnig, wenn nicht gerade mal melancholisch. Alles in ihm *brennt* und verbrennt zu schnell: die Atmung der Zelle, der Lunge, des Stoffwechsels; der Odem der Seele und die Belüftung der Gedanken. Er erschöpft, magert ab, wird krank. Im Frühjahr klebt der Heuschnupfen seine Erkennungsmarke auf die Schleimhäute. Mit *Brennen*, das *nach frischer Luft verlangt*, aber *keine verträgt*. Im Hals beginnt es zu jucken, zu kitzeln, zu brennen, beschlägt die Stimme mit krächzender, hüstelnder Heiserkeit. Wie Baumwolle fühlt sich der Rachen an. Dann steigt er nach oben und nach unten, plagt die lichtscheuen Augen mit viel Tränen, die Nase mit wenig wundem Fluß und die Bronchien mit asthmatischer, trockener, wunder Atemnot, die ihm den oberen Brustkorb einschnürt. Trotz Empfindlichkeit gegen *Kälte, kalte Luft* und *Zugluft* geht er nach draußen, wo ihn, kaum daß er den Fuß vor die Tür gesetzt hat, ein kitzelnder Bellhusten überfallen wird. Sonderlicherweise am übelsten während der *Dämmerung*. Drinnen plagt ihn ein tiefsitzender, hohler Kitzelhusten beim Sprechen, nach dem Essen, beim Niederlegen und ganz eindeutig, wenn er sich auf die linke Seite legt. Also dusselt er hoch aufgebettet so vor sich hin. Gelegentlich erhebt er sich mit schwächlichen Schritten, um sich

Phosphorus D30

1 Gabe bedarfsweise, auf die Zunge, kaltes Wasser ins Gesicht und in den Hals zu schütten, ißt was Kaltes und begibt sich, sichtlich gestärkter, zu-

rück zu seinem Thron. Das Licht läßt er brennen, denn alle Sinne sind auf Alarm gestellt, nachdem die Dunkelheit hereingebrochen ist.

d) Alles an diesem Leidenden ist *trocken*, hitzig, stark juckend und brennend: die Augen, die Nase, der Rachen und das Asthma. Das reizt die Augen und ihre Lider auf eine Weise, die ihm *alles größer* erscheinen läßt, als es tatsächlich ist, mit *bunten Farbflecken* verziert. Ein starker *Juckreiz* befällt ebenso die Stirnhöhle hinter der *Nasenwurzel*, was einen heftigen Niesreiz auslöst, aber weder drinnen, noch draußen Niesen zuläßt. Aus der Nase fließt gelegentlich ein schleimiger Schnupfen, wenn überhaupt. Über den Rachen steigt die Allergie mit einem warmen Gefühl, als habe er zu heiß gegessen, in die Bronchien ab. Zeit ist genug vergangen, um endlich

Euphorbium D6

3 × 1 Gabe täglich, einzusetzen, bevor *Stiche* vom *Magen* zu den *Seiten der Brust* hochsteigen; bevor ein heftig juckender Kitzel in der Brustmitte tags und nachts einen ununterbrochenen, krampfenden Hackhusten hervorruft. Das alles, *je sommerlicher* und *hitziger* die Außentemperaturen. Bewegung in frischer, kühler Luft täte ihm so richtig gut. Nur das *Fieber* hält ihn zurück.

e) Jetzt werden eher *Männer* von einem meist *linksseitigen*, hitzköpfigen Heuschnupfen ereilt. Alle Schleimhäute sind *trocken, wund, brennend geschwollen*, in Augen, Nase, Rachen und Bronchien. Die Augenlider schwellen stark an, krampfhafte Niesattacken werden hörbar. Gleichermaßen krampft ihr Asthma. Frische Luft und

Naphthalinum D3

3 × 1 Gabe mit je 15 Kügelchen täglich, erleichtern rasch die seufzende Einatmung, das Wundheitsgefühl im Brustraum und ihre trockenen, lang dauernden, krampfhaften Hustenanfälle, die ihnen die Luft abschneiden.

f) Wen es trifft, der ist rot, hitzig, feucht und im wahrsten Sinne des Wortes *geschlagen*. Alle *Muskeln* ziehen, reißen, krampfen, vor allem im *Brustbereich*, mit einem umschriebenen Schmerz *zwischen* der *rechten inneren*

Schulterblattkante und der *Wirbelsäule*, wenn er *einatmet*. Ist der in Strömen aus Augen und Nase fließende, wäßrige, brennende Schnupfen erst mal über den schleimig klebrigen Rachen abgestiegen, dann schmerzt ihn *Wundheit* in der ganzen Brust, so daß er kaum durchatmen kann. Das Brustbein fühlt sich *wie eine Schürfwunde* an. Hat er mit

Ranunculus bulbosus D6

3×1 Gabe täglich, das allergische Fortschreiten noch nicht gestoppt und geht ins Freie raus, wandelt sich das Wunde in ein Gefühl des *Fröstelns*. Ein heiserer, trockener Kehlkopfhusten bringt ihn zur Verzweiflung, ebenso wie ein prickelnder, drückender Schmerz in der *Nasenwurzel*, als würde sie *auseinandergepreßt*. Seine Beschwerden sind eher *abends* und früh *morgens* intensiver, wo er Bewegung gänzlich vermeidet. Gegen *frische, kalte, feuchte* und *windige* Luft jedoch, gegen *Temperaturwandel, Wetterwechsel* und *Gewitter* ist er machtlos. Aber einen Trost hat er: Er *schläft nachts gut!*

g) Zum guten Schluß eine Arznei, welche die alten Ärzten sonderlich bei *bleichen*, trockenen Menschen mit *bläulichen* Lippen bewährt einsetzten. Alle Schleimhäute sind geschwollen, sowohl in den roten, wäßrigen, lichtscheuen Augen, als auch in der Nase mit gelben, *milden* Absonderungen. Rachen und Gaumendach sind mit dickem Schleim belegt, trotzdem herrscht ein Gefühl großer Trockenheit, Rauheit und ein hustenreizender Kitzel. Das *Gaumenzäpfchen* hängt dabei schlaff in den Hals runter wie eine *gestielte Beere*. Unmittelbar *nach* dem *Aufstehen* morgens löst ein *Kratzen hinter dem Brustbein* einen asthmatischen Husten aus mit reichlich klarem, zähem Schleimauswurf und großem Schwächegefühl in der Brust. *Wärme, Feuchtigkeit* und

Alumen chromicum D2

1 Gabe mit je 15 Kügelchen alle 2 Stunden, werden seine akuten Beschwerden rasch lindern. Kühle, frische Luft wird er instinkthaft vermeiden. Wie gesagt, die Arznei hat sich bei *milden* Absonderungen bewährt. Je näher sie allerdings dem Menschen entspricht, desto höher sollten wir die Potenz wählen. Zumindest eine Gabe der *D30* bedarfsweise, je nach Intensität der Beeinträchtigung.

NOTIZEN:

5. Niesen

morgens

Morgenmuffel sind große Leidende! Das ist gegen die Natur, die für uns die Sonne aufgehen läßt, damit sich unser Wesen mit Freude auf den Tag erfüllen kann. So ist das! Schon beim Aufstehen wird uns das serviert, was unser Herz gewöhnlich denkt und unser Mund zu Worten formuliert. Es ist halt ein Unterschied, ob ich nach dem Niesen drohend „Sch!" ausrufe oder lächelnd „wohl bekomm's, geliebter Tag!" Beim ersten werden mir Drohungen begegnen, die mich den Abfall schmecken lassen. Beim zweiten wird mir ein Lächeln geschenkt, das meinem Herzen wohl bekommt. Ein bißchen müssen wir schon mithelfen, wenn wir aus dem häßlichen Entlein einen schönen Schwan machen wollen. Die Arznei ist nur ein Anreiz zur Verwandlung.

a) Wenn die Welt, die Menschen, die *Sonne* so schlecht vertragen werden wie von diesem melancholischen Muffel, wie sollten sich der Morgen und die Erscheinungen seines Heuschnupfens anders gestalten! Kaum erwacht, erschüttert ein ununterbrochenes, *krampfhaftes* Niesen seine Wohnung und die der Nachbarn. Das Ganze wiederholt sich um *10 bis 11 Uhr* herum, in der Sonne, in der *Hitze*, an der *Meeresküste* und zieht sich oft hin *bis zum Herbst*, wenn er nicht schon vorher durch

Natrium muriaticum D200

1 Gabe bedarfsweise, Erleichterung und Feuchtigkeit verspürt. Denn so *trocken* wie er sonst ist, verträgt er – ohne die Arznei – Feuchtigkeit in keiner Weise. Weder von trösten wollenden Menschen, noch von Wetters *kühler* Seite. Dann beengt ihn zusätzlich eine asthmatische Atemnot mit einem derart heftigen Kitzelhusten, daß ihm die Tränen aus den Augen

schießen und sein Kopf zu bersten droht. Und das, wenn ihm, von draußen kommend, die *Wärme der Wohnung* entgegenschlägt, wohin er sich so gern zurückzieht. Die Arznei wird ihn gewiß aus seinen trockenen Lebensgewohnheiten befreien, ihn befeuchten und angenehm wärmen.

b) Er ist blaß wie der Vorige, aber noch *frostiger*, hilfloser, beängstigter am Morgen, so als könne er dem kommenden Tag mit seinen Forderungen nicht Genüge tun. Kaum erwachend, die Bettdecke lüftend, möchte der erste *Luftzug* seine Haut liebkosen. Das läßt er nicht zu, weder von Luft noch von Menschen. Er beginnt so unbändig zu niesen, daß er gleich wieder unter der Bettdecke verschwindet, sie über seinen Kopf stülpt, um den drückenden *Juckreiz* in der *Nasenwurzel* und am *Eingang der Ohrtube* im hinteren Rachen zu beschwichtigen. Außerdem, was sollen das Licht des Tages, die Sonne, die frische Luft für ihn bereithalten? Sind doch nur *Wärme in jeder Form* und

Silicea D12

2 × 1 Gabe täglich, seine einzigen tröstenden Gefährten. Kein Wunder, daß er so *geknickt* sich durch den Tag quält, wo ihm die *Kieselsäure* als aufrichtendes, formendes und haltgebendes Moment abhanden gekommen ist.

c) Sie sind da schon zuversichtlicher. Obwohl, der Morgen ist in Ihren Augen immer die gleiche Schose! Da werden Sie nämlich bereits mit dem gefüttert, was Sie am Tag zuvor an *krampfhaften* Gedanken produzierten und mit dem, was Sie nachts sich erträumten zu haben oder zu sein. Großmanager oder so, mit Stadtrandvilla für Ihre Einladungen. Ja, ja, da muß man sich mit *hektischer Geschäftigkeit* sputen, um sich über den Schrebergarten zu erheben! Also reißen Sie die Fenster auf, um den Tag zu umarmen. Aber dieser bestraft Sie mit *Zugluft, Kühle, fiesem Aprilwetter* und hartnäckigem Niesen. Das haben Sie mit dem *Silicea*-Menschen gemeinsam. Überaus *verfroren*! Sie aber bieten vergleichsweise der frischen Luft die bloße Stirn, weil die *nächtlich schlafraubend verstopfte* Nase endlich fließt und die katerähnlichen Wogen hinter der Stirn glättet. Dabei hätten Sie es mit

Nux vomica D30

1 Gabe bedarfsweise, viel leichter. Besonders wenn Sie sich die Arznei bereits zuführen, sobald sich *Trockenheit* und *Kitzel* in der Nase ankündigen. Desgleichen beachten Sie ebenso bei Ihren häufigen Erkältungen!

d) Bei diesem kräftigen, höchst berührungsempfindlichen Menschen ist es nicht der übliche Morgen mit der Furcht vor den Ungereimtheiten des kommenden Tages, es ist der *bewußtseinstrübende Schlaf* mit den Folgen verminderter Körperaktivität und folglichen *Stauungen*, die all seine Beschwerden *verschlimmern*: rasendes Pulsieren in der *linken* Kopfhälfte bis runter in die Nase, lichtscheue Augen, erstickende Gefühle im Rachen und kräftiges Niesen. Auch *nach einem Nickerchen* im Laufe des Tages.

Lachesis D30

1 Gabe bedarfsweise, wird künftig sein Erwachen freundlicher gestalten und seinen Heuschnupfen vertreiben.

e) Dieser ist dem Vorigen sehr verwandt. Beide sind *Schlangen*-Menschen. Ihre Unterscheidung wird dadurch bestimmt, daß seine *Beschwerden* immer wieder *von Herzsensationen* wie Flattern, Stolpern, sichtbarem, hörbarem, unregelmäßigem oder schwachem Herzschlag *begleitet* werden. Das bewirkt ein ständiges Hüsteln und Räuspern, ein „Herzhüsteln", was wohlweislich von seinem Erstickungshusten zu unterscheiden ist und auf

Naja D12

2 × 1 Gabe täglich, hindeutet. Auffallend dabei ist, daß er gern auf seiner *linken*, beschwerten *Seite liegt*, falls er liegen kann, und eher nach *Wärme* verlangt. Das unterscheidet sein Verlangen eindeutig von obigem Schlangenmeister. Sein allgemeines Verhalten weicht insoweit von jenem ab, als er – wie die *Brillenschlange* selbst – sich weniger angriffslustig gibt. Entsprechend sind all seine Erscheinungen und Beschwerden weniger aggressiv.

NOTIZEN:

krampfhaft

Das ist eigentlich nicht der rechte Ausdruck. Zwanghaft wäre besser. Denn es steckt etwas Automatenhaftes dahinter. Ein Zwang, der sich befreien will. Ein Zwang, der dem Jucken, Kitzeln und Kribbeln entgegenwirkt, um sich mit Niesen ihrer zu entledigen. Desto schlimmer, wenn uns trotz schleichender Ankündigung die Befreiung durch das Niesen versagt bleibt. Das ist eine Zwangslage! Entkrampfen wir Sie gemeinsam!

a) Wenn Ihr Niesen in der *frischen, kühlen* Luft Sie so sehr verkrampft, daß Ihre *Nasenlöcher abwechselnd verstopfen*, daß Ihre *Nasenwurzel krampft*, daß Sie der Umwelt ihre kalte, feuchte, faltig verzweifelte Stirn bieten, dann ist es für Sie Zeit, sich

Sabadilla D12

2×1 Gabe täglich, zur Entkrampfung zu erlauben. Wieder klugerweise drinnen, umgeben Sie sich mit wohliger *Wärme* und warten auf das *Fieber*, das sich diesmal vielleicht nicht mehr, wie üblich, täglich *zur gleichen Zeit* einstellt. Dann hätten Sie gewonnen!

b) Hier sind es eher Mädchen und Frauen, deren Wesen sich *rasch verändern* kann. Wie sollte es mit dem Charakter ihrer Beschwerden anders sein. Mal fließt, mal stockt die Nase, bald mild, bald wundmachend. Höchst beschwerliche „Fallaufnahme“! Ihr Heuschnupfen ist meist eindeutig, aber die zugehörigen Verlangen und Abneigungen sind *voller Widersprüchlichkeit*: rote, tränenreiche Augen, vor allem im Freien, im Wind. Der Schnupfen fließt über wunde Nasenlöcher, Geschmack und Geruch gehen abhanden. Draußen niesen sie krampfhaft, bleiben aber nicht drinnen, weil ihnen warme, geschlossene Räume, sonderlich gegen Abend, zuwider sind. Trotzdem ihnen also allgemein eher leicht fröstelig ist, gehen sie nach draußen und bewegen sich langsam in kühler, frischer Luft. Entsprechend fühlen sie sich elender beim Wetterwechsel von kalt nach warm und trocken. Bei allem und wie immer, können wir sie mit

Pulsatilla D12

2 × 1 Gabe täglich, immer wieder leicht zum Besseren ablenken. Indem wir ihnen gut zusprechen und sie trösten. Das lassen sie allzu gern mit sich geschehen.

c) Mit der vorigen weiblichen Ausgabe hat diese fast alles gemeinsam. Auch das krampfhafte Niesen draußen. Und wie unterscheiden wir sie voneinander? Ganz einfach: Sie ist nämlich ihr *kaltes* Ebenbild, soviel *nervöser*, zierlicher, bleicher, erschöpfter, daß sie erst gar *nicht nach draußen* geht! Nur ihre Augen sind trocken-hitzig, vor denen es *flimmert* und *schwindelt*. Nach

Cyclamen D12

2 × 1 Gabe täglich, werden Sie sicherlich morgens besser aufstehen. Denn beim Erwachen leitete das Flimmern gewöhnlich ein *hämmerndes, rasendes Stirnkopfweh* ein, das Sie zurück ins Bett verdammte.

d) Einen angenehmen Blickfang bietet uns der wohlgeformte Kopf dieses stets *schlanken*, blonden, *sonnigen* Menschen, solange der Heuschnupfen ihn verschont. Dann steigt eine wallende Glut über den Rücken in sein Gesicht mit einem *Brennen*, das *nach frischer Luft verlangt*, aber *keine verträgt*. Im Hals beginnt es zu jucken, zu kitzeln, zu brennen, beschlägt seine wohltuend *tiefe* Stimme mit krächzender, hüstelnder Heiserkeit, als hätte er mit Baumwolle seinen Rachen verstopft. Von hier aus steigt das Feuer nach oben und überschüttet die lichtscheuen, *langbewimperten*, feurigen Augen mit vielen Tränen. Trotz Empfindlichkeit gegen Kälte, kalte Luft und Zugluft geht er nach draußen, mit einer auffälligen Sonnenbrille seine Lichtscheu verdeckend. Aus der wunden Nase fließt wenig Sekret. Kaum draußen, rüttelt ihn der Zwang zum Niesen, was sich drinnen seltener und häufig nur versagend ankündigt. Meist steigt das Dilemma auch nach unten in die Bronchien mit asthmatischer, trockener, wunder, den oberen Brustkorb einschnürenden Atemnot. Jetzt immer noch raus zu wollen, wäre der letzte Hinweis für

Phosphorus D12

2 × 1 Gabe täglich, um nicht einen kitzelnden Bellhusten von übelster Weise in Kauf nehmen zu müssen. So geschah es meinem Schüler-Freund *Kai*,

der, soeben die Praxis betreten, mit geschlossenen Augen unruhig „Ich will raus hier!" schrie. Noch zwei, drei Fragen und eine Gabe *Phosphor D200*, dann ließ ich ihn raus. Zehn Minuten später klopfte er nochmals an die Tür. Der Spuk war vorbei. Noch eine weitere Gabe in den nächsten Tagen, und sein Frühling war gerettet. – *Phosphor* war in jenem Jahr die epidemische Arznei.

e) Sein Niesen ist am auffälligsten: *wie zum Platzen*, vor allem *draußen* in der *frischen, kühlen, feuchten* Luft, wo er sich aber trotzdem gern aufhält. Der Heuschnupfen hat seine *Nebenhöhlen* mitergriffen, die beim Niesen und Schneuzen *drücken* und *klopfen*. So auch die *Nasenwurzel*. Die Nase ist bis oben hin *vertrocknet*, aber ein zäher, strähniger Schleim fließt den hinteren Nasenraum abwärts. Der Rachen bleibt jedoch trocken, und heiser ruft er nach

Cinnabaris D4

3 × 1 Gabe täglich, um wieder Feuchtes anzuziehen. – Wenn Sie mal zu spät an *Mercurius* denken, ist sicherlich dieser, sein ihm verwandter Abkömmling vorzuziehen.

NOTIZEN:

draußen

Die frische Luft, warm oder kühl, ist natürlicherweise etwas Angenehmes. Denn die Berührung mit der Natur füllt unsere Seele mit Lebenssaft. Unangenehm ist sie nur denen, die ein muffiges Zimmer vorziehen. Und das Unangenehmste ist deren Kranksein. Nehmen wir es vorerst so an, wie es ist, dann haben wir den ersten Schritt zu seiner Überwindung gewagt. Der zweite Schritt ist die Begegnung mit der Arznei.

a) Wenn Sie es wagen sollten, nach draußen zu gehen, werden Sie das einflutende Licht mit Ihrer kargen Sonnenbrille dämmen. Unter den wäßrig geschwollenen Lidern tränen die wunden Augen jetzt weniger. Dafür schießt ein heißer, wäßriger Fluß aus den wunden Nasenlöchern. Durch das vereinzelte, schwungvolle Niesen fliegt Ihre Brille von der Nase. Sowohl der mangelnde Augenschutz als auch das *Niesen erleichtern* ihren beklagenswerten Zustand *nicht*. Sie eilen zurück nach drinnen, lutschen

Arsenicum album D30

1 Gabe bedarfsweise, hüllen sich in Decken, stellen die Heizung hoch oder setzen sich auf den Kachelofen. Denn außer der Arznei *beschwichtigt nur die intensive Wärme* das ungeheure *Brennen*.

b) Eigentlich wissen Sie nicht, was zuerst krampft. Das Niesen in der *frischen, kühlen* Luft oder Ihre *Nasenwurzel*. Was soll es! Sie wissen, daß Ihre *Nasenlöcher abwechselnd verstopfen* und doch die Augen und Nase überreichlich fließen; daß Sie täglich *zur gleichen Stunde fiebern* und Sie trotzdem *frieren*. Mit kalter, feuchter, faltiger Stirn starten Sie mittels

Sabadilla D12

2 × 1 Gabe täglich, den Versuch einer Erlösung, mit dessen Erfolg Sie gewiß zufrieden sein werden. Inzwischen bleiben Sie drinnen und packen sich gut warm ein.

c) Dieser Rat gilt auch jenen, eher weiblichen Geschädigten. Denn ihre Blutarmut hat sie kalt, frostig, schwach und *erschöpft* werden lassen. Trotzdem nerven sie ihre Umgebung mit ihrer *nervösen* und traurigen Unruhe. Diese wiederum ist die Folge von *Schwindel* und *Flimmern* vor ihren *trockenen*, hitzigen Augen. Oder wer beißt sich hier in wessen Schwanz? Jedenfalls ist das keine Frage mehr, sobald

Cyclamen D12

2 × 1 Gabe täglich, den Teufelskreis durchbricht. Während der Einnahme bewegen Sie sich leicht auf und ab. Denn Arznei und Bewegung bessern Ihren Heuschnupfen, Ihre Nervosität und vermeiden das Erschüttern Ihres bereits geschwächten Körpers durch *krampfhaftes* Frischluft-Niesen.

d) Beschäftigen wir uns noch mit jenen Geplagten, die zwar den *unwiderstehlichen Wunsch nach draußen* äußern, aber ihm einfach nicht nachgeben können, weil sich ihre Beschwerden in höchstem Maße unerträglich verschlimmern. Kaum draußen, wird der erste unter ihnen von einem Zwang zum Niesen gerüttelt, das sich drinnen seltener und häufig nur versagend ankündigt. Also muß er drinnen bleiben, was ihm besonders schwer fällt, denn er ist ein Kind des Lichtes, der Sonne und ihres Glanzes. Wenn es ihm gut geht, versteht sich! Einmal krank, fällt er in die Schattenzonen des Lichterglanzes. Beginnend in der *Dämmerung*, die ganze Nacht über. Er fröstelt, und schon nimmt der Katarrh ohne

Phosphorus D12

2 × 1 Gabe täglich, im *Hals* seinen *Ursprung*. Steigt nach oben, überschüttet die Augen mit feurigen Tränen, die Nase mit wenig wundem Sekret. Steigt nach unten, überfällt die Bronchien mit einem trockenen, wunden Heuasthma, das sich mit einem *tiefen*, sonoren, *hohlen*, kitzelnden *Bellhusten* Ausdruck verschafft, besonders wenn er *reden, essen, sich niederlegen* möchte. Am besten ist es, Sie bleiben die Nächte auf, lassen Licht brennen, essen und trinken nur Kaltes und schlafen tagsüber. Aber bitte nur auf die rechte Seite legen; Ihre linke zieht so manches Üble nach sich! Wenn Sie krank sind, versteht sich!

e) Er *möchte* auch *raus* wie der Vorige, weil er sich gleichfalls nach *frischer Luft* sehnt. Und wir glauben es ihm leicht, wenn wir sein aufgedunsenes Gesicht mit den *rot bemalten Wangen* anschauen. Aber er geht nicht raus, denn er verabscheut *Licht, Kälte, Zugluft, jeglichen Wetterwechsel*, vor allem *von trocken zu feucht* oder *zu heiß*. Und obendrein muß er fürchterlich niesen. So wie seine Wangen glühen, *brennt alles* an und in ihm: die trockenen, faltigen Hände und Füße, die geröteten, tränenreichen Augen, der spärliche, wäßrige, wundmachende Nasenfluß, die *dumpf drückende Nasenwurzel*, der äußerst trocken geschwollene Rachen, die wunde Brust. Geruch und Geschmack schwinden oder der *Geruch* ist *überempfindlich* gegen Blumen und Speisegerüche. Die Schleimhäute vom Rachen abwärts fühlen sich an, als ob man sie vom Gewebe abzöge oder als ob sie durch die Trockenheit einrissen. Vergeblich versucht sein heftiger Durst die hitzige Austrocknung zu benässen. Besonders nachts, bei Kälte und Zugluft kitzelt es in der oberen Brust, was einen hartnäckigen, trocken bollernden, hohlen Husten auslöst, der derart sticht und brennt, daß er sich aufsetzen muß. Gelegentlich spuckt er dabei *rostfarbenen* Auswurf aus, falls ihm nicht schon vorher einfiel, sich

Sanguinaria D6

3 × 1 Gabe täglich, zu gestatten. Nach dem Husten ertönt ein lautes, leeres oder *säuerliches Aufstoßen*, dessen Luftstrom fürchterlich *stinkt*. Vielleicht hören wir noch von einem *periodisch*, meist einmal wöchentlich auftretenden, *rechtsseitigen Kopfweh*, dessen hämmernde Schmerzen vom Nacken bis übers rechte Auge *mit der Sonne steigen und fallen*, das nach Dunkel, Ruhe, Liegen, nach frischer Luft und erleichterndem Erbrechen verlangt. Dann hätten wir ein rundes Bild.

f) Dieser gleicht dem Vorigen in seinem Wunsch, nach draußen zu gehen und in seinem *Brennen*. Es ist jedoch noch einen Deut *intensiver*. Die Nase ist zwar hinten ebenso *verstopft*, aber *gleichzeitig fließt* es aus Augen und Nase, und wir ziehen

Sanguinarium nitricum D6

3 × 1 Gabe täglich, der oberen Arznei vor. Auch ihm bleibt die *frische Luft* vergönnt, denn sie und *Zugluft* verübeln Nase und Niesen.

NOTIZEN:

drinnen

„Natürlich muß ich draußen niesen, da fliegen ja die Pollen!“ Das ist eine geläufige Heuschnupf-Kranken-Aussage. Aber „natürlich“ ist sie nicht, nur logisch. Was ist schon logisch außer Allgemeingültigem! Und um allgemeines Gut kümmert sich weder die Natur noch die homöopathische Arzneifindung. Das Unlogische ist das Wesentliche. Unverständlich? Weshalb sollten wir uns um unwesentliches Verständnis bemühen wie „Ich hab' zu viel Cholesterin im Blut, weil ich zu viel Butter gegessen hab'!“ Das Wesentliche können wir nur zwischen den Zeilen, zwischen den ausgesprochenen Worten erahnen, aus dem, was der Kranke uns verschweigt, aber durch seine Haltung und durch sein Verhalten uns trotzdem vermittelt.

a) In diesem Sinne gibt es eben Menschen, die drinnen niesen. Das ist schon unlogischer, dafür aber wesentlicher. Nehmen wir die Erscheinungen wie sie sind, ohne mit nervbohrendem „Warum?“ zu hinterfragen. Dann fällt uns der Alltag leichter und die Arzneiwahl auch. – Ein besessenes Niesen erdröhnt zwischen bitzelndem, *mildem* Augenwasser und *wäßrig-ätzendem*, kribbelndem Schnupfen, das Sie *erlösend* der *frischen Luft* übergeben. Sie können aber auch zu

Allium cepa D3

1 Gabe zu je 15 Kügelchen stündlich, greifen, wenn Sie vermeiden wollen, daß sich das Gedröhne beim Schließen der Fenster wiederholt. Ein kluger Rat!

b) Ihnen ergeht es ähnlich. Drinnen niesen Sie unaufhörlich. Aber nichts Mildes können Sie empfinden. Alles *brennt, stockt drinnen, morgens*, in der geringsten Wärme jeglicher Art und fließt *draußen* heftig *ätzend*. Wenn Sie bei allem Übel unaufhörlich am Futtern sind und trotzdem abnehmen, dann dürfte

Jodum D12

2 × 1 Gabe täglich, für Sie die Lösung sein. Nicht nur für Ihr äußerliches Brennen, sondern auch für Ihr innerliches Verbrennen, das Ihre Erscheinung *blaß, kalt* und *bläulich* verändert hat und Sie mit kraftraubenden *Nachtschweißen* plagt. Da hilft auch kein Seeurlaub mehr. Dort gibt es zu viel *Jod* in der Luft. Gönnen Sie sich die frische Luft der Berge. Das garantiert Ihnen weniger Tourismus und raschere Heilung. Nicht vergessen, die Arznei einzupacken!

c) Durch die *Jod*-Komponente ähnelt diese Arznei in ihrer Wirkung der vorigen. Weder Fluß noch Niesen unterscheiden sie. Sollte sich aber in Ihrer *Nasenwurzel* ein Druck festkrallen, der sich beim *Bücken*, im *Warmen*, in *feuchter Kälte* und ab *3 Uhr* morgens wesentlich spürbarer wird, dann freunden Sie sich lieber mit

Kalium jodatum D6

3 × 1 Gabe täglich, an. „3 Uhr" ist nämlich das Stichwort für die *Kalium*-Komponente. Auch wenn sich gelegentlich Husten zugesellen sollte, der Ihnen vor *5 Uhr* keinen Schlaf genehmigen wird.

d) Umgekehrt ist es bei dieser Arznei. In ihr wirkt der *Arsen*-Anteil stärker als der *Jod*-Anteil. Allerdings brennen Sie die ganze Nacht hindurch mit Schmerzspitzen zwischen *Mitternacht* bis *3 Uhr* und meiden tags die *feuchte Wärme*, während Sie sich mit

Arsenicum jodatum D6

3 × 1 Gabe täglich, füttern. Das wird Ihr häufig begleitend auftretendes *Fieber* und Ihr quälendes, *feuchtes Asthma* einigermaßen in Zaum halten.

NOTIZEN:

Zweiter Teil

DIE ARZNEI

(tabellarisch)

1. Acidum formicicum

Die *Ameisensäure* finden wir in all jenen Giften der Insektenwelt, die juckende, brennende, nesselsuchtartige Hautreizungen verursachen. Am meisten im Gift der Ameise. Am bekanntesten ist uns die Arznei zur Umstimmungstherapie bei Rheumatikern. Bei Allergikern stärkt sie die Abwehr der Haut und der Schleimhäute. Deshalb wird sie beim Heuschnupfen schon vorbeugend ab Januar unter die Haut gespritzt.

Person: allergische Rheumatiker, die trotz ihrer kräftigen, roten Verfassung, trotz ihrer anhaltenden, wandernden, nächtlich heftigen Beschwerden liebenswerte Menschen geblieben sind.

Augen: gerötet, gereizt

Nase: wäßrig, wund

Rachen: heiser

Brust: würgende Hustenattacken, nach Frischluft verlangende Atemnot, Asthma

dazu: roter Kopf mit anhaltendem, drückendem Kopfweh, mit stechenden Schmerzen in der Stirn, mit Schwindel und Übelkeit

übler: Wetterwechsel, Kälte, Nässe, Kaltbaden, Zugluft, Licht

besser: Wärme in jeder Form, Höhenklima, Frischluft

Merke: Allergien jeder Art; alle Beschwerden mit Kopfdruck, Stirnstechen, Schwindel, Übelkeit.

Text: S. 31

2. Acidum succinicum

Die *Bernsteinsäure* ist Zwischenglied vieler Stoffwechselvorgänge und Grundbaustein der Bluthherstellung im menschlichen Körper. Fehlregulationen zeichnen deshalb ihr Arzneibild und den entsprechenden Menschen mit großer Schwäche aus.

Person: ähnlich dem Ambra-Menschen, schüchtern-gehemmt, ängstlich; verzweifelt an seinen Alltags- und Geschäftssorgen, besonders wenn wir sie erwähnen; will allein sein und keine tröstenden Worte hören; eigensinnig, kindisch, hysterisch; man kann ihm nichts recht machen; blasses, eingefallenes Gesicht mit roten Flecken

Augen: plötzlich, wäßrig, wundmachend

Nase: plötzlich, wäßrig, wundmachend, später verstopft, rinnt aber weiter
Rachen: Kloßgefühl, heiser, fortlaufendes Hüsteln und Räuspern wegen nicht abhustbarem Schleim
Brust: Kitzelhusten, nervöses Asthma
dazu: Frieren, Nesselsucht
übler: Kälte, Nässe, feuchtes Wetter, Zugluft, Alleinsein, Trost
besser: frische Luft am Kopf, sonst Wärme, Zudecken
Merke: reibt sich aus Verlegenheit dauernd die Nase; voller Alltagssorgen; Nase verstopft und fließt gleichzeitig; friert, möchte aber frische Luft; Kloß im Hals; nervöses Asthma.
Text: S. 58, 64

3. Aconitum

Für alles, was mit schwunghafter Plötzlichkeit beginnt, ist der *Sturmhut* die erste Arznei.
Person: unruhig, getrieben, ängstlich, kündigt seine Todesstunde an
Augen: trocken, heiß
Nase: plötzlich heiß, dick geschwollen, wechselhaft verstopft, ohne Ausfluß; kitzelt, brennt
Niesen: öffnet Nase nicht
dazu: heftiger Frost, klopfendes Stirnkopfweh
übler: im Sturm, im kalten Wind ohne Hut
besser: Bewegung in frischer Luft
Merke: nur am Beginn wirksam, wenn Augen und Nase trocken heiß schwellen, jucken und brennen!
Text: S. 44, 55, 63

4. Allium cepa

Küchenzwiebel
Augen: lichtscheu, milde Tränen, bitzelnde Augenwinkel
Nase: reichlicher Fluß, wäßrig, ätzend; scharfes Kribbeln
Niesen: anhaltend, heftig, drinnen
Rachen: Kitzel; berstender Kehlkopfhusten; greift sich an den Hals
dazu: aufsteigende, klopfende Hitze im Gesicht

übler: drinnen, Wärme, Übergang ins Warme, Einatmen kalter Luft, abends
besser: frische Luft, warme Getränke
Merke: milde Tränen, ätzender Schnupfen!
Text: S. 39, 51, 56, 72, 89

5. Alumen chromicum

Das *Chromalaun* hat sich beim Heuschnupfen als Arznei bewährt, wenn dieser in die Bronchien absteigt.

Person: trocken, dürr, bleich wie der Tod mit bläulichen Lippen
Augen: geschwollen, rot, wäßrig, lichtscheu
Nase: fließt gelb, mild
Rachen: und am Gaumendach haftet dicker, gelber Schleim; trotzdem Gefühl von Trockenheit, Rauheit, hustenreizender Kitzel; Gaumenzäpfchen schlaff wie gestielte Beere
Brust: Kratzen hinter Brustbein; Asthma; klarer, zäher Schleimauswurf
dazu: großes Schwächegefühl in der Brust
übler: morgens nach dem Aufstehen, kühle, frische Luft
besser: Wärme, drinnen
Merke: blaß-bläulich; Heuasthma; alles geschwollen; Nase mild; Schleim haftet im Rachen, am Gaumen; Gaumenzäpfchen schlaff; Schwächegefühl in der Brust.
Text: S. 77

6. Arsenicum album

Arsen, das Gift, das so vielen in vergangener Geschichte den Tod brachte, ist der Inbegriff des Zerfallens. Sobald wir das Arsenerz berühren, zerfällt es.

Person: Ordnungszwang; hat nie erleben dürfen, was menschliche Berührung bedeutet; Lebensschwäche, Lebenskälte; unruhig, ängstlich; legt zwanghaft großen Wert auf Äußeres, auf Manieren, lächelt verbindlich; fröstelt
Augen: brennend wund, tränenüberflutet, lichtscheu; wäßrig geschwollene Lider wie mit Luft aufgeblasen
Nase: fließt draußen wäßrig brennend, stockt drinnen

Niesen: draußen, vereinzelt heftig, nicht erleichternd
Rachen: brennt wie wund
Brust: Asthma durch feuchte Kälte, schwierige Ausatmung, Wundheit, anhaltende Stiche oben rechts, erstickender Hustenanfall
dazu: dumpfer, klopfender Stirnkopfschmerz, Unruhe, Angst, Schwäche, durchdringendes Frösteln, eiskalte Schweiße überall, brennender Durst nach heißen Getränken, aber trinkt kaum davon
übler: draußen, nachts, Mitternacht bis 3 Uhr, feuchte Kälte, Unterkühlung, Trost
besser: frische Luft am Kopf, Wärme in jeder Art
Merke: fröstelt, alles brennt, trotzdem bessert Wärme in jeder Art; hüllt sich warm ein, außer am Kopf.
Text: S. 20, 34, 52, 60, 66, 85

7. Arsenicum jodatum

Im *Arsenjodat* vereinigen sich die Kräfte aus *Arsen* und *Jod*. Sein Einsatz als Arznei entspricht den Erscheinungen von *Arsenicum album*.
Brust: Asthma mehr im Vordergrund, durch feuchte Wärme (!) ausgelöst
dazu: Fieber
übler: feuchte Wärme, drinnen
besser: frische Luft
Merke: wie *Arsenicum album*; mehr Asthma mit Fieber bei feuchter Wärme; drinnen schlimmer.
Text: S. 74, 90

8. Arum triphyllum

Wie ein Trichter erscheint uns die Blüte der *Zehrwurz*, in dessen Hals ein massiger Stempel steckt. Dieser Ähnlichkeit gewiß, werden wir uns erinnern, daß es dem ihr zugeneigten Menschen manchmal die Stimme verschlägt. Erst heiser, dann überschlagend, dann stumm.
Person: Augen, Nase, Lippen und Mundhöhle sind rot und blutig wie ein Stück rohes Fleisch! Bohrt trotzdem beständig in der Nase, reibt an den Nasenflügeln, zupft mit den Zähnen nervös die Lippenhaut ab

Augen: Tränen wundmachend, stechend, schrundig
Nase: wund, stechend, schrundig, blutversetzt; drinnen, draußen und nachts verstopft; Nasenlöcher rissig
Rachen: erstickende Hustenstöße, reichlich zäher, blutstreifiger Schleim, faßt sich mit beiden Händen an den Hals
dazu: Bohren in der Nasenwurzel; Atmung mit geöffnetem Mund; Mundwinkel und Lippen eingerissen, Gaumen aufgerauht
übler: drinnen, draußen, nachts, morgens, feuchte Kälte, Nordwestwind, Sturm, Gewitter, Beengung, warme Räume
besser: Gurgeln, frische Luft
Merke: betroffene Teile rot, rissig, blutig wie rohes Fleisch!
Text: S. 50, 71

9. Arundo

Aus dem *Riet* der Mittelmeerküste wurde eine bewährte Arznei für den Heuschnupfen hergestellt, wenn dieser mit einem höchst unangenehm brennenden Juckreiz der Gaumenhöhle beginnt.
Person: in deren Vorgeschichte häufig Ekzeme hinter dem Ohr, Schrunden an Fingern und Fersen
Augen: fließen, Bindehaut juckt
Nase: fließt, Nasenlöcher jucken
Brust: Atemnot, Husten mit bläulichem Schleim, Brustwarzen brennen
dazu: brennendes Jucken am Gaumen, Gehörgang juckt, Geruchsverlust
Merke: Beginn mit brennendem Jucken am Gaumen und in den Augen!
Text: S. 45

10. Badiaga

Das ist der russische Volksname für den dort heimischen Süßwasserschwamm. Wie auch beim Meeresschwamm *Spongia* beruht seine stoffliche Wirkung als Volksheilmittel auf dem Jodgehalt. Deshalb ähnelt der Heuschnupfen dem Bild von *Jodum*.
Person: wie *Jodum*
Augen: fließen plötzlich, brennen
Nase: fließt plötzlich, brennt, eher linksseitig
Niesen: draußen

Rachen: Atem heiß
Brust: Asthma, erwürgender Husten, dicker, gelber Schleim fliegt aus dem Mund, schlimmer gegen 15 Uhr
dazu: Haut wie wund, höchst berührungsempfindlich; trinkt große Mengen kaltes Wasser
übler: gegen 15 Uhr, draußen
besser: drinnen, im warmen Zimmer
Merke: wie *Jodum*, doch schlimmer 15 Uhr und besser im warmen Zimmer; ganze Haut wie wund und berührungsempfindlich!
Text: S. 53

11. Carbo vegetabilis

Die *Holzkohle* brennt nur, solange wir ihr Luft zufächeln. Wenn nicht, dann glimmt sie, langsam auskühlend, vor sich hin. So ist es auch mit jenem Menschen, der ihrer als Arznei für Heuschnupfen und Heuasthma bedarf, wenn nach kühlen Tagen im Frühling warmer, feuchter Wind aufkommt. Das Geschehen in ihm ist von Vergehen überschattet. Die Ursache ist ein Mangel an Sauerstoff zum Verbrennen giftigen Stoffwechselabfalls. Oder besser: Ihm geht die Luft aus! Erschöpft sinkt er im Sessel nach unten, während seine Beschwerden glühend heiß vor sich hinglimmen: schwellende, prickelnde Nase mit hartnäckig versagendem Niesreiz, schwächlicher Husten, hinfällige Atemnot mit brennender Brust und blauen Lippen, mit gärender Blähsucht im Oberbauch, mit schlapper Lustlosigkeit und Selbstmitleid, mit Angst vor einem drohenden Asthmaanfall, wenn er abends zu Bett geht. Fächeln wir ihm etwas Luft zu, dann kann sich sein heilendes Feuer wieder entzünden, im Stoffwechsel genauso wie in den Schleimhäuten.

Person: Mangel an Sauerstoff, ungenügende Stoffwechselverbrennung; dick, aufgedunsen, blaß-bläulich, schlapp, lustlos, voller Selbstmitleid
Augen: geschwollen, brennend
Nase: tiefrot, geschwollen, prickelt, brennt glühend
Niesen: versagend
Rachen: heiser abends
Brust: Asthma, hinfällige Atemnot, kalter Atem, schwächlicher Husten, brennende Brust

dazu: bläuliche Lippen; Oberbauch gebläht; erschöpft; Angst vor dem Zubettgehen abends

übler: warmer, feuchter Wind nach kühlen Tagen, Schwüle, abends, nachts, im Freien, Kälte

besser: Luft zufächeln

Merke: bei Heuasthma mit stockendem Kreislauf und Blähbauch; verträgt weder Schwüle noch Kälte; sieht fett und blaßblau aus mit roter Nase.

Text: fehlt, da nur zusätzlich bei Heuasthma gebraucht

12. Cinnabaris

Das natürlich vorkommende Quecksilber ist der *Zinnober*, ein Quecksilbersulfid (Mercurius sulfuratus rubrum).

Person: Heuschnupfen dehnt sich auf Nebenhöhlen aus

Augen: gerötet; druckempfindliche Knochen der Augenhöhle mit Stichen

Nase: verstopft; Schleim vertrocknet oder fließt strähnig den Nasen-Rachen-Raum runter

Niesen: wie zum Platzen, vor allem draußen; drückender, klopfender Schmerz in den Nebenhöhlen

Rachen: trocken, heiser

dazu: drückender Schmerz zieht von Auge zu Auge, setzt sich in der juckenden Nasenwurzel fest

übler: draußen in der frischen, kühlen, feuchten Luft

besser: frische Luft

Merke: alle Nebenhöhlen beteiligt; draußen schlimmer, geht trotzdem raus, niest wie zum Platzen.

Text: S. 84

13. Cyclamen

Das schöne, zarte, bescheidene *Alpenveilchen* zerstört Blut, Hirn und Nerven.

Person: nervöse, zierliche, bleichsüchtige, niedergedrückte, traurige Mädchen und Frauen, durch Blutarmut kalt, schlapp, schläfrig, erschöpft

Augen: trocken-heiß, besonders morgens mit Flimmern vor den Augen
Nase: fließt flüssig
Niesen: krampfhafte Anfälle draußen mit Jucken im Ohr
dazu: hämmerndes, rasendes Stirnkopfweh mit Schwindel; Geruch vermindert
übler: draußen, frische kühle Luft, kaltes Wasser, morgens beim Erwachen
besser: leichte Bewegung im warmen Raum, Wärme, Limonade
Merke: eher Frauen; Augenflimmern, Stirnhämmern, Schwindel; krampfhaftes Niesen draußen; besser drinnen!
Text: S. 28, 83, 86

14. Dulcamara

Das *Bittersüß* ist ein Nachtschattengewächs. Es gedeiht im stets bewegten Wasser zwischen Schilf und Ufergesträuch, dem es sich federnd anschmiegt.
Person: rundlich, schwer beweglich, wassersüchtig, frostig
Augen: reichlich Tränen, flüssig draußen
Nase: fließt drinnen mild, draußen verstopft
Rachen: Kitzel
Brust: feuchtes Asthma, Husten draußen und nachts trocken, kurz, bellend; zäher, geschmackloser Schleim, schwieriger Auswurf
dazu: Rückenweh, steifer Hals und Nacken, lahme Glieder; Heuschnupfen im Wechsel mit Hautausschlag oder Rheuma oder Durchfall
übler: Unterkühlung, Durchnässung, Kälte, kalte und warme Feuchtigkeit, Regen, rascher Wetterwechsel von warm zu kühl
besser: äußere Wärme, leichte Bewegung, trocken-warmes Wetter, Fließen
Merke: feuchtes Heuasthma Frühjahr und August; Nase fließt drinnen mild, draußen und nachts verstopft; abwechselnde Beschwerden.
Text: S. 40, 61

15. Euphorbium

Die nordamerikanische *Wolfsmilch* sondert ein Gummiharz ab, das in der Homöopathie als bewährte Arznei beim Heuschnupfen mit Heuasthma seine Verwendung findet.

Augen: trocken, hitzig, jucken stark, Tränen brennen und reizen die Lider; sieht alles größer mit bunten Farbflecken
Nase: trocken, hitzig, brennt oder fließt schleimig
Niesen: versagend drinnen und draußen trotz heftigem Niesreiz
Rachen: trocken, hitzig, brennt; Gefühl wie zu heiß gegessen
Brust: Heuasthma, heftig juckender Kitzel in der Brustmitte
dazu: Fieber; starker Juckreiz in der Nasenwurzel; Stiche steigen vom Magen hoch zu den Seiten der Brust, lösen ununterbrochenen, krampfenden Hackhusten aus, tags und nachts
übler: drinnen, nachts, Ruhe, sommerlich heißes Wetter
besser: Bewegung in frischer kühler Luft
Merke: alles trocken, fiebrig, asthmatisch; heftiges Jucken in Nasenwurzel und Brustmitte; kann nicht niesen trotz heftigem Niesreiz; möchte raus, aber kann nicht wegen Fieber.
Text: S. 76

16. Euphrasia

Der *Augentrost* wächst als Unkraut in unseren heimischen Wiesen. Er ist ein altes Volksheilmittel, wobei der Volksname seine Verwendung für Augenbeschwerden verrät. „Scheibenwischer der Hornhaut"!

Augen: lichtscheu, schwimmen in wundem, scharfem Wasser, Lider schwellen rot an, Tränen rinnen brennend über rote, heiße Wangen; Hornhaut von schleimigem Schleier bedeckt, muß sich die Sicht „freiblinzeln"
Nase: fließt mild (!)
Rachen: schwer löslicher Schleim kitzelt am Kehlkopf, hustet und räuspert sich ständig, aber nur tagsüber
dazu: verdunkelt Zimmer, trinkt Kaffee; gähnt häufig im Freien; schläfrig tagsüber
übler: morgens, abends, tagsüber, drinnen, Wärme, Südwind, Licht
besser: frische Luft, Dunkel, Kaffee
Merke: Augen brennen, Nase mild; blinzelt sich Sicht frei; Schlaf ungestört.
Text: S. 51, 72

17. Galphimia

Diese lateinamerikanische Pflanze, dort „Palo del muerto" genannt, hat sich als Vorbeugung für den Heuschnupfen bewährt. Ihre Wirkung begründet sich darauf, daß die allergische Neigung eines Menschen gemindert wird.

Text: S. 32

18. Gelsemium

Den *wilden Jasmin* kennen wir als Hilfe gegen zittrige Aufregung, wenn wir mit tiefrotem Gesicht auf ein unangenehmes Ereignis zusteuern müssen.

Person: Kopf fiebrig, hitzig mit krampfendem, pulsierendem Nackenkopfweh, zieht wie ein festes Band bis zur Stirn; Gesicht heiß, dunkelrot, gedunsen; langsam, träge, wie gelähmt, teilnahmslos, müde, matt, schlaff, innerlich zittrig; will seine Ruhe

Augen: rot geschwollen, Flimmern vor den Augen

Nase: kribbelt, fließt morgens und draußen dünn, scharf, wund

Niesen: heftige Anfälle

Rachen: gelegentlich trocken, wund, kribbelt, heiser

dazu: Kopfweh, Frost schleicht sich wellenartig den Rücken rauf und runter; trotz Hitze keinen Durst; Lippen trocken, aufgesprungen, Oberlippe geschwollen

übler: morgens, draußen, Einbruch warmer Tage nach Kälte, feuchtes, schwüles, föhniges, gewittriges Wetter

besser: drinnen, frische Luft, farblose Harnflut

Merke: Fülle des Kopfes, fiebrige Hitze ohne Durst und gleichzeitig Frost!

Text: S. 35, 40, 61, 65

19. Histaminum hydrochloricum

Das *Histaminchlorid* spielt im allergischen Geschehen eine große, aber nicht ausschließliche Rolle. Das Histamin ist dann vermehrter Bestandteil des Körpers. Als Teil des Bienengiftes ist uns seine Auswirkung beim Stich bekannt: trockene Hitze, Röte, Jucken, Brennen und Schwellungen wie Nesselsucht. Letztere erscheinen bei Allergikern bereits durch simples Kratzen auf der gesunden Haut.

Augen: rot, trocken, heiß, jucken, brennen, geschwollen; schmerzen, als würde ein Nagel eingetrieben
Nase: schmerzhaft trocken, heiß, juckt, brennt, geschwollen, meist einseitig abwechselnd verstopft; Nasenlöcher wie weit geöffnet
Niesen: bei Luftzug, durch geringsten Staub in der Luft
Rachen: Gefühl einer schluckempfindlichen Kugel, Hals eingeschnürt
Brust: Asthma; wie mit einer Binde zusammengeschnürt
dazu: Gesicht krebsrot wie beim Sonnenbrand
übler: Luftzug, Wärme
besser: kaltes Wasser, kühle frische Luft
Merke: alles trocken, heiß, geschwollen; Gesicht krebsrot wie Nesselsucht; Nasenlöcher abwechselnd verstopft, wie weit geöffnet; Hals und Brust wie mit Binde zusammengeschnürt.
Text: S. 45

20. Ipecacuanha

Die brasilianische *Brechwurz* ist eine höchst bewährte Arznei bei Husten und Asthma (und allen anderen Beschwerden), wenn diese von einer beständigen, elenden Übelkeit begleitet sind, die durch nichts zu erleichtern ist.

Person: blaß; Augen eingesunken, blaue Ränder; Wangen umschrieben rot
Augen: heftig gereizt, gerötet
Nase: wäßrig
Niesen: viel
Rachen: trocken, wund, rot; Husten bei jedem Atemzug
Brust: Asthma, hochgradige, drückende Atemnot und beängstigendes Gefühl in der Herzgegend; anfallsartiger, erstickender Würgehusten, feinblasige Sekrete
dazu: beständige Übelkeit, Zunge sauber
übler: Einatmen, abends, Niederlegen, nachts, Kälte, feuchte Wärme, Sommer, Herbst
besser: im Freien, offenes Fenster
Merke: Beschwerden mit beständiger Übelkeit, durch nichts zu erleichtern!
Text: fehlt, da nur bei Heuasthma angewandt

21. Jodum

Das Halogen *Jod* als homöopathische Arznei ist für einen Menschen bestimmt, der durch rasche Verbrennungsprozesse gekennzeichnet ist. Seine Schilddrüse arbeitet auf Hochtouren. Besonders beim Seeküstenbewohner.

Person: fühlt sich heiß, die geringste Wärme erregt, beängstigt mit Bangigkeit; trotzdem blaß, fahlgelb, eingefallen, erschöpft, Haut und Glieder kalt; hektisch, ängstlich, besorgniserregend unruhig; ständig mit kleinen Happen Essen beschäftigt, fühlt sich nur dabei wohl, trotzdem Abmagerung; Atemnot beim Treppensteigen auch ohne Asthma

Augen: rot; fließen heftig ätzend, aber erleichternd, draußen

Nase: gerötet, fließt heftig ätzend, aber erleichternd, draußen

Niesen: unaufhörlich drinnen

Rachen: wund, heiser, verschleimt, räuspert sich trotzdem

Brust: asthmatisches, sägendes Keuchen, trockener Bellhusten, schmerzt, als rühre einer in einer Wunde, greift sich an den Hals; besonders morgens und bei geringster Wärme

dazu: erschöpfende Nachtschweiße

übler: drinnen, geringste Wärme, je heißer und schwüler, Meeresküstenklima, Sonne, Frühjahr, Herbst, Hunger, Ruhe, morgens, nachts

besser: Bewegung in trockener Kühle, beim Essen

Merke: abgemagerter Dauerfresser; alles brennt; ätzender, reichlicher Fluß; trockenes Asthma; geringste Wärme.

Text: S. 37, 53, 90

22. Kalium carbonicum

Jener Mensch, der die *Kaliumlauge* als Arznei benötigt, leidet unter stechenden Schmerzen. Sie sind unabhängig von Bewegung, kommen in jeder Art von Gewebe vor. Eine beliebte Stelle ist die rechte untere Brust.

Person: frostiger, wäßriger, schwacher, gepiekster Mensch, dem manchmal die oberen Augenlider säckchenförmig aufdunsen; große reizbare Schwäche, des Zuspruchs abgeneigt, begleitet alle Beschwerden: im Intellekt, im unregelmäßig schlagenden Herzen, im hängenden Magen, im lahmen Rücken, in den versagenden Beinen. Die Reizbarkeit treibt leicht den Schweiß

Augen: säckchenförmige Schwellung der Oberlider, sieht Punkte, farbige Flecke

Nase: trocken, wund, geschwollen, krustig, stockt drinnen, draußen offen

Rachen: haftender Schleim, Schluckzwang, Räusperzwang

Brust: heftige Stiche von der rechten unteren Brust bis zum Rücken durch; heftige, lang anhaltende Hustenanfälle, bevorzugt gegen 3 Uhr morgens; wenig zäher, fadenziehender Schleim

dazu: große Schwäche

übler: morgens, 3 Uhr, Zugluft, feuchte Kälte

besser: nachmittags, Wärme in jeder Form, Aufrechtsetzen, Oberkörper nach vorn beugen

Merke: Heuasthma; heftige, atemunabhängige Stiche in der rechten unteren Brust; Würgehusten 3 Uhr.

Text: S. 25

23. Kalium jodatum

Die Wirkung des homöopathisch aufbereiteten *Kaliumjodats* wird hauptsächlich von der *Jod*-Komponente bestimmt. So sind Erscheinungen an Augen, Nase, Rachen, Husten und Asthma gleich denen bei *Jod*.

Nase: fließt reichlich ätzend, erleichternd draußen

Brust: Heuasthma; beißender, stechender Schmerz im Brustbein; Stiche tief im Brustraum, besonders beim Gehen; hartnäckiger Husten 3 bis 5 Uhr

dazu: Nasenwurzel schmerzt drückend beim Bücken, im Warmen und ab 3 Uhr

übler: Wärme, Hitze, aber auch feuchte Kälte, von 3 bis 5 Uhr

besser: draußen, kühle frische Luft, Abdecken, Aufstehen, Bewegen

Merke: wie *Jodum*, aber auch in feuchter Kälte schlimmer; Nasenwurzel drückt heftig beim Bücken; asthmatischer Husten von 3 bis 5 Uhr.

Text: S. 48, 57, 71, 90

24. Lachesis

Aus der *Buschmeisterschlange* gewinnt die Homöopathie eine tiefgreifende, kräftige Arznei für ebensolche Menschen mit rotem Kopf und hitzigem Gemüt. Deren eigentliches Schicksal ist der Kampf zwischen einer hohen Intelligenz und einer gleichsam starken Libido.

Person: rot gestaut in Seele, Geist und Körper oder blaß erschöpft; redet viel, höchst mitteilsam; begeistert, fanatisch, liebt und haßt mit Eifersucht; spritzig, hitzig, schwitzig; kontrollbedürftig; gewaltige Ausbrüche durch Unterdrückung oder erleichterndes Fließen.

Augen: lichtscheu

Nase: eher linksseitig; verstopft drinnen, nachts, gegen Morgen, nach Schlaf

Niesen: kräftig beim Erwachen nach Schlaf oder Schläfchen

Rachen: höchst berührungsempfindlich, Kloß-, Würgegefühl beim Einschlafen und Erwachen, erstickender Reizhusten nach Schlaf, schnappt nach Luft; feste Nahrung besser als flüssige

Brust: eventuell trockenes Heuasthma

dazu: eher linksseitiges, hämmerndes Kopfweh bis in die Nase

übler: drinnen, Einschlafen, Erwachen nach Schlaf, nach kurzem Schläfchen tags, Berührung, Frühjahr bis Herbst, feuchte Wärme, Hitze

besser: draußen, trocken-kühles Wetter, Luft zufächeln, frische kühle Luft, wenn Ausscheidungen fließen

Merke: epidemisch je heißer und feuchter, Frühjahr bis Herbst; alle Beschwerden nach Schlaf oder Schläfchen schlimmer; nichts darf den Hals berühren.

Text: S. 23, 37, 81

25. Luffa

Der zentalamerikanische kleine *Schwamm* ist wie alle Meeresprodukte jodhaltig. Das *Jod* bestimmt auch seine Wirkung als Arznei.

Person: lästig müde, teilnahmslos, lustlos, je länger Heuschnupfen anhält

Nase: akut trocken verstopft, besonders drinnen; morgens eventuell klarer, weißer Schnupfen

Niesen: selten, weder drinnen noch draußen

dazu: Nebenhöhlen beteiligt, Stirnkopfweh

übler: warme, trockene Zimmerluft
besser: draußen
Merke: akut verstopfte, trockene Nase und Nebenhöhlen mit Stirnkopfweh im Zimmer.
Text: S. 47

26. Marum verum

Der *Katzengamander*, auch *Teucrium marum* genannt, gehört zur Familie der Lippenblütler, die uns an den offenstehenden Mund unserer Polypen--Kinder erinnert. Dafür und für Rundwürmer (Askariden) ist die Pflanze uns sehr bekannt.

Person: blaß, kalt, feucht, reizbar
Augen: rot, tränenreich, geschwollen
Nase: kribbelt, hinten und vorn verstopft, fließt zusätzlich draußen; schwer auszuschneuzen; Völlegefühl in den vorderen Nasenlöchern
Niesen: häufig, öffnet die Nase nicht
Rachen: trocken, rauh, kitzelt wie durch eingeatmeten Staub; räuspert sich; trockener Reizhusten, nicht unterdrückbar, durch Husten verschlimmert
Brust: eventuell Heuasthma
übler: drinnen, abends, Niederlegen, feuchte Kälte, Nebel
besser: draußen, frische Luft
Merke: eher fröstelig, geht trotzdem raus; Nase total verstopft, trotzdem fließt sie gleichzeitig draußen, schwer auszuschneuzen; Völlegefühl der Nasenlöcher; Husten verschlimmert Hustenreiz.
Text: S. 49

27. Mercurius jodatus flavus

Wenn Sie beim Heuschnupfen die gleichen Erscheinungen wie beim folgenden *Mercurius solubilis*-Bedürftigen zeigen, Ihre Zunge aber hinten eher schmutzig gelb belegt ist und Sie obendrein mit asthmatischen Beschwerden belastet sind, dann sollten Sie diese Arznei aus dem *gelben Quecksilberjodür* vorziehen.
Text: S. 58

28. Mercurius solubilis

Lösliches Quecksilber, von *Hahnemann* selbst zubereitet. Die Entzündung beim allergischen Geschehen beginnt mit klopfenden Schmerzen und kurzen Frostschauern, die vor allem nachts über den Rücken wallen. Die Arzneiwahl stützt sich in erster Linie auf die Inspektion des Mundes: zäher Speichelfluß wie Seifenschmiere, dick-weiß belegte, schlaffe, geschwollene Zunge mit Zahneindrücken an ihren Rändern, widerlich stinkender Geruch aus dem Mund.

Augen: bohren, brennen, tränenreich, geschwollen; lichtscheu bevorzugt bei künstlichem Licht und offenem Feuer; tiefe, dunkelgraue Augenränder

Nase: bohrt, brennt, geschwollen, fließt dünn-schleimig, scharf, wundmachend, blutstreifig

Niesen: heftig, häufig, schmerzhaft wie das Schneuzen

Rachen: bohrt, brennt, wund

Brust: Stiche in der unteren rechten Brust zum Rücken; Husten schmerzhaft, trocken, wund

dazu: Frostschauer über den Rücken; heftige, übelriechende, nicht erleichternde Schweiße, vor allem nachts

übler: Kälte, feucht-kaltes Wetter, ständige Wetterwechsel, nachts, Bettwärme

besser: draußen, frische, kühle Luft, kaltes Trinken

Merke: alles bohrt und brennt; Frost, empfindlich auf Kälte, naßkaltes Wetter, trotzdem lindert äußere Kühle; in den Mund schauen und riechen!

Text: S. 57, 64

29. Naja

Die *Brillenschlange* ist die am häufigsten vorkommende Unterart der *Echten Kobras*, der *Hutschlangen*, die sich im ostindischen Milieu wohl fühlen. Dort finden wir sie in feuchten Geländen, in Parks, Gärten und Lagerschuppen. Sie ist wenig angriffslustig. Nur bei Bedrohung nimmt sie die uns bekannte, durch Flötengaukler angereizte, aufrechte, sich wiegende Abwehrhaltung ein. Dabei spreizt sich ihre Nackenhaut zu einem hutförmigen Schild, die eine Brillenzeichnung sichtbar werden läßt. Daraus erklärt sich ihr Volksname. In ihrem Gift findet sich ein ganz besonderes, nur ihr eigenes Enzym, das bisher als „Cardiotoxin“ und neuerdings als *Cobratoxin* bezeichnet wird. Es weist eine ausschließlich giftige Wirkung auf das Reizleitungssystem des Herzens auf.

Person: wie *Lachesis*, unterschieden durch:
Rachen: ständiges Hüsteln und Räuspern, „Herzhüsteln“
dazu: Herzbeschwerden mit Flattern, Stolpern, mit sichtbarem, hörbarem, unregelmäßigem oder schwachem Herzschlag
übler: Kälte
besser: Wärme, Liegen auf der linken Seite
Merke: wie *Lachesis*, dabei Herzbeschwerden, Wärme liebend.
Text: S. 41, 81

30. Naphthalinum

Das *Naphthalin* ist ein Produkt aus dem Kohlenteer, auch *Teerkampfer* genannt. In der chemischen und kosmetischen Industrie wird es als Treibgas für Sprühdosen benutzt.

Person: eher Männer, heißer Kopf
Augen: wäßrig, wund, geschwollen
Nase: eher linksseitig, trocken, wund, brennt, geschwollen
Niesen: krampfhaft
Brust: krampfhaftes Asthma mit seufzender Einatmung; Wundheitsgefühl im Brustraum; trockene, lang dauernde, krampfhafte Hustenanfälle, bekommt kaum Luft
besser: frische Luft
Merke: Männer, linksseitig, trocken, brennend, Lider stark geschwollen, Heuasthma.
Text: S. 29, 67, 76

31. Natrium muriaticum

Beim *Salz*-bedürftigen Menschen sind Haut und Schleimhäute eigentlich trocken. Denn ihm fehlt das Salz, das die Flüssigkeit anzieht, aufsaugt und in Bewegung versetzt.

Person: vergißt lange zurückliegende Sorgen, Kümmernisse und Demütigungen nicht, holt sie immer wieder hervor, grübelt traurig darüber nach, zieht sich zurück; Haut, Gewebe, Gedanken und Seele ausgetrocknet, höchst berührungsempfindlich in jeder Schicht; Fluß der Gedanken, der Gefühle, der Ausscheidungen stockt.

Augen: wäßrig, tränenreich, Schleier vor den Augen

Nase: drinnen verstopft, draußen wäßrig, klar, schaumig; Schleim tropft morgens im Nasen-Rachen-Raum runter

Niesen: krampfhaft, unaufhörlich, nach dem Erwachen, 10 bis 11 Uhr, in der Sonne, in der Hitze

Rachen: rauh, kratzt

Brust: Asthma bei feucht-kaltem Wetter; heftiger Kitzelhusten mit Tränenflut und berstendem Kopfweh

dazu: Herpesbläschen an Lippen und Nasenlöchern; Riß in der Mitte der Unterlippe; kribbelnde Taubheit in Lippen, Nase, Zunge; Geruchs- und Geschmacksverlust; große Schwäche danach

übler: drinnen, von draußen nach drinnen, morgens, nach dem Erwachen, 10 bis 11 Uhr, Sonne, Hitze, Frühjahr bis Herbst, feuchte Wärme, feuchte Kälte, am Meer, durch Trostversuche

besser: draußen, frische, kühle, trockene Luft, kalt abwaschen, enge Kleidung

Merke: fröstelig, möchte raus, kann nicht; Kälteanwendungen trotz Kälteempfindlichkeit; krampfhaftes Niesen nach dem Erwachen.

Text: S. 20, 53, 62, 79

32. Nux vomica

Wenn das Frühjahr durch trockene Kühle gezeichnet oder die Wetterlage durcheinander geraten ist, wird die *Brechnuß* als Arznei vielen eine große Hilfe sein, sobald in der Nase Trockenheit und Kitzel beginnen.

Person: reizbar, gallig, nörgelt, verfroren; lebt in großem Durcheinander

Augen: wäßrig, vermehrt draußen, in der Kälte

Nase: trocken, abwechselnd verstopft, drinnen, nachts; fließt eher tags

Niesen: heftig beim geringsten Luftzug, draußen

Rachen: trocken, wie aufgekratzt, schlimmer beim Schlucken und draußen

Brust: asthmatisch durch Magenstörung; Husten kurz, hart, trocken, würgt, erbricht, nach dem Essen; Enge der unteren Brust, besser nach krampfhaftem Rülpsen, öffnet Gürtel

dazu: durstlos; Stirnkopfweh und Magenweh „wie verkatert“
übler: trockene Kälte, Erkältung des Kopfes, Sitzen auf Kaltem, Zugluft, morgens, drinnen, nach dem Essen
besser: draußen, Wärme, frische Luft, Regenwetter, Ruhe
Merke: kälteempfindlich, geht trotzdem raus; Nase trocken und kitzelt nach Unterkühlung (geringster Luftzug genügt!), aber öffnet Fenster; Nasenlöcher abwechselnd verstopft, hindern am Schlafen.
Text: S. 29, 48, 56, 81

33. Phosphorus

Phosphor ist ein griechisches Wort und heißt „Träger des Lichtes“. Jener kranke Mensch, dem er als Arznei entgegenleuchtet, schwankt zwischen Licht und Dunkel. Je nachdem, ob ihm die Möglichkeit gegeben war, Gefühl und Sinne seiner unbewußten Welt zu leben und zu erleben, werden das Licht oder das Dunkel oder beide zu seinem Schicksal.
Person: heiter, sonnig, strahlend, wenn gesund; äußerst empfindsam, schöpferisch, phantasiereich; höchst schlampig; jede Erregung, jede Erkrankung führt zurück ins Dunkel; traurig, verlassen, berührungsempfindlich; verliert Leuchtkraft, verbrennt bis zur Erschöpfung.
Augen: feurig, tränenreich, lichtscheu
Nase: wenig Sekret, wund, brennt
Niesen: krampfhaft draußen, versagend drinnen
Rachen: Beginn mit Jucken, Kitzeln, Brennen, als ob mit Baumwolle verstopft; krächzender, heiserer Husten
Brust: asthmatisch, trocken, wund, Atemnot, oberer Brustkorb wie eingeschnürt; drinnen tiefsitzender, hohler Kitzelhusten beim Sprechen, nach Essen, beim Niederlegen, in linker Seitenlage; kitzelnder Bellhusten von drinnen nach draußen, während der Dämmerung
übler: draußen, von drinnen nach draußen, Kälte, kalte Luft, Zugluft, morgens, Dämmerung, Sprechen, nach Essen, Niederlegen, Linkslage, Berührung
besser: draußen, frische Luft, Aufsitzen, Gesicht kalt abwaschen, kaltes Essen und Trinken, Ruhe, Schlaf

Merke: beginnt im Hals; empfindlich gegen Kälte, möchte trotzdem raus, kann aber nicht wegen Hustenanfall!

Text: S. 21, 75, 83, 86

34. Pollen

Diese Arznei ist ein Gemisch aus den Pollen von Blüten, Gräsern, Unkraut und Getreide. Also eine Nosode, die sich für den Pollenflug-Heuschnupfen sehr bewährt hat. Wir geben sie zusätzlich zu einer personenbezogenen Arznei, da sie nur die Allergie günstig beeinflußt, nicht aber die Auslösung, die allergische Anlage. Beim ersten Pollenflug und/oder im Spätsommer bei der Heueinfahrt ist sie besonders wirksam.

Text: S. 32

35. Pulsatilla

Wer kennt nicht die wunderschöne, lieblich zarte Anemone, die frühjahrserwachend unsere heimischen Wiesen ziert. *Kuhschelle, Windblume, Venusträne* sind nur einige ihrer Volksnamen, die alle ihre tiefe Bedeutung haben. So ist der zugehörige Mensch eher ein rundliches Mädchen oder eine Frau.

Person: lieblich, freundlich, zerbrechlich, sanftmütig, nachgiebig, ergeben; Angst, nicht angenommen, nicht genug geliebt zu werden, weint und jammert; Charakter und Symptome rasch veränderlich, von Widersprüchlichkeit gezeichnet

Augen: rot, tränenreich, vermehrt draußen, im Wind

Nase: fließt über, wunde Nasenlöcher

Niesen: krampfhaft, draußen

dazu: leicht fröstelig; Geschmacks- und Geruchsverlust; durstlos

übler: draußen, abends, warmes, geschlossenes Zimmer, Wind, Wetterwechsel von kalt nach warm und trocken

besser: Kälteanwendungen, langsame Bewegung in kühler, frischer Luft, Trost

Merke: widersprüchliche, rasch veränderliche Symptome; fröstelt, aber benutzt Kälteanwendungen und geht nach draußen, obwohl sich draußen alles verschlimmert.

Text: S. 27, 56, 83

36. Ranunculus bulbosus

Wir kennen die *Butterblume*, ein *knolliger Hahnenfuß*, als homöopathisch wirkungsvolle Arznei bei der Rippenneuralgie oder gleichermaßen bei herpesartigem Ausschlag in der Rippengegend (z. B. Gürtelrose). Brustkorb und Brustraum sind gewissermaßen ihr Wirkungsfeld.

Person: rot, hitzig, feucht, wie geschlagen
Augen: tränenreich, brennen, lichtscheu
Nase: wäßrig, brennt, fließt in Strömen
Rachen: schleimig, klebrig, brennt; heiserer, trockener Kehlkopfhusten
Brust: Asthma, schwere Atemnot; Brustbein und Brustraum drinnen wie wund, draußen wie fröstelig; Brustkorbmuskeln wie zerschlagen; beim Einatmen umschriebener Schmerz zwischen rechter innerer Schulterblattkante und Wirbelsäule
dazu: Nasenwurzel juckt, kribbelt, drückt wie auseinandergepreßt; alle Muskeln ziehen, reißen, krampfen
übler: früh morgens, abends, Bewegung, frische, kalte Luft, feuchtes, windiges, gewittriges Wetter, Wetterwechsel, Temperaturwechsel
besser: Schlaf, Schweißausbruch
Merke: Nasenwurzel wie auseinandergepreßt; Muskeln wie zerschlagen, bewegt sich nicht; Schlaf ungestört.
Text: S. 70, 77

37. Sabadilla

Der *Läusesamen* ist eine mexikanische Lilie. Sein Gehalt an *Veratrin* läßt ihn dem homöopathischen Bild des *Veratrum-album*-Menschen ähneln. Sein Volksname verrät seine arzneilich bewährte Anwendung bei Läusen. Es soll Sie aber nicht erstaunen, daß er neben Läusen auch den Heuschnupfen heilend begleiten kann.

Person: blaß, kalt, feucht, klagt über ständiges Frösteln
Augen: gerötet, wäßrig überlaufend, lichtscheu
Nase: abwechselnd dauernd verstopft eher drinnen; wund, brennt, juckt, gelegentlich blutig, geschwürig; fließt draußen schleimig
Niesen: erschütternd, krampfartig, vermehrt draußen mit viel Schleimfluß

Rachen: größte Trockenheit, brennt, kratzt, Kloßgefühl, zusammengeschnürt, ständiger Räusperzwang, Husten beim Niederlegen
dazu: beständiger Frost den Rücken hoch, trotz Fieber täglich zur gleichen Stunde bis in den Sommer hinein; Nasenwurzel drückt krampfend; Geruch überempfindlich, vor allem auf Knoblauch
übler: Kälte in jeder Form, kalte Getränke, Niederlegen, Vollmond
besser: drinnen, Wärme in jeder Form, warmes Trinken, Einhüllen
Merke: je frischer und kühler die Luft; starkes Frösteln trotz täglichem Fieber zur gleichen Stunde; Nasenwurzel krampft; trockenste Rachenreizung mit Kloßgefühl; völlig denkunfähig ohne Kopfschmerz.
Text: S. 36, 65, 69, 73, 82, 85

38. Sanguinaria

Zinnoberrot ist der Saft der Wurzel und orangerot der Saft der Stengel. Das gab der kanadischen *Blutwurz* ihren Volksnamen. Die Indianer benutzten den Saft für ihre Bemalung.
Person: aufgedunsenes Gesicht, Wangen von umschriebener Röte; alles an und in ihm brennt trocken, rechtsseitige Beschwerden
Augen: gerötet, tränenreich
Nase: wenig Sekret, wäßrig, wund
Niesen: unaufhörlich draußen
Rachen: äußerst trocken, geschwollen, wie eingerissen, wie abgezogen
Brust: Kitzel in der oberen Brust nachts, bei Kälte, bei Zugluft; hartnäckiger, trocken bollernder, hohler Husten, sticht und brennt, muß aufsitzen, gelegentlich rostfarbener Auswurf, Atem stinkt
dazu: Nasenwurzel drückt dumpf, brennt; Geruchs- und Geschmacksverlust oder Geruch überempfindlich gegen Blumen und Speisegerüche, großer Durst
übler: drinnen und draußen, Kälte, Hitze, Zugluft, jeder Wetterwechsel oder von trocken zu feucht, Licht, nachts
besser: draußen, frische, trockene Luft, Dunkel, Aufdecken, Schweißausbruch
Merke: rechtsseitig; alles trocken, brennt, trotzdem Abscheu vor Kälte, Zugluft, aber auch vor Hitze; möchte frische Luft, kann nicht

raus; umschriebene hektische Wangenröte; saures Aufstoßen nach Husten.

Text: S. 68, 87

39. Sanguinarium nitricum

Als *Nitrit des Sanguinarins*, eines Stoffes aus *Sanguinaria*, der kanadischen *Blutwurz*, ähneln Arzneibild und Mensch selbstverständlich den Hauptzügen der obigen. Die arzneiliche Wirkung ist jedoch hier noch intensiver. Noch mehr Brennen, aber auch reichlicher Fluß aus Augen und Nase. Gleichzeitig ist die Nase verstopft!

Person: eher rund, gewichtig

Augen: reichlich wäßrig, brennen

Nase: viel, wäßrig, gleichzeitig verstopft; die hinteren Nasenlöcher rauh, wund, schwer auszuschneuzender Schleim; Brennen bis zur Luftröhre

Niesen: draußen anfallsartig, drinnen bei Zugluft

Rachen: trocken, brennt, zusammengeschnürt; tiefe heisere Stimme; Räuspern

Brust: aufsteigendes Hitzegefühl von Brustmitte wie nach Meerrettich-Essen

dazu: Nasenwurzel juckt, brennt; Geruchsverlust

übler: drinnen und draußen, Zugluft, frische Luft

besser: draußen

Merke: intensiver als *Sanguinaria*; heißblütiges Brennen überall; Fluß und Verstopfung gleichzeitig, schwer zu schneuzen; möchte nach draußen, aber höchst empfindlich auf Zugluft und frische Luft.

Text: S. 70, 73, 87

40. Sarsaparilla

nordamerikanische *Stechwinde*

Person: auffallende Abmagerung (auch bei Kindern!), ähnelt derjenigen von *Jod-* und *Natrium-muriaticum*-Menschen; ist jedoch vergleichsweise durstlos; verzagt an Schmerzen, machen ihn übellaunig, überempfindlich; leicht beleidigt, verschlossen; trotzdem innerlich hitzig, äußerlich frostig und schwitzig, fleckige Röte im

Gesicht; je stärker innere Hitze, je wärmer Essen und Getränke, desto schlimmer werden alle Beschwerden außer dem äußeren Frostgefühl; mag aber äußere Hitze, mit kaltem Essen und Trinken serviert. Das sind wertvolle Widersprüche für unsere Arzneiwahl!

Nase: wäßrig oder dick schleimig

Rachen: rauh, kitzelt, Kehlkopfhusten

dazu: Hautausschläge mit tiefen Schrunden an den Seiten der Finger und Zehen, Rheuma, Nierengicht

übler: innere Hitze, warmes Essen und Trinken, Frühjahr, trocken-schönes Wetter, nachts, vor der Periode

besser: äußere Hitze, kaltes Essen und Trinken, feucht-warmes Wetter, Regen

Merke: je schöner und trockener; innere Hitze, äußerer Frost, liebt trotzdem äußere feuchte Hitze; Schrunden; kann nur im Stehen harnen.

Text: S. 38

41. Silicea

Kieselerde, Quarz

Person: Wie ein kristallisiertes Gefängnis aus Quarz, das Rundes, Pralles, Warmes und Feuchtes ausschließt; blasser, dünner, frostiger Kümmerling, zuviel Schwäche, Scheuheit, ständig bewußt erlebte menschliche Unvollkommenheit, Minderwertigkeit; langsam, mühsam; Haltung verbiegt, beugt sich, wird haltlos, knickt.

Augen: fließend, dünn, wäßrig, scharf, wundmachend

Nase: fließend, dünn, wäßrig, scharf, wundmachend

Niesen: heftig bei Luftzug, morgens beim ersten Entblößen

Rachen: wund, trockener Kitzelhusten beim Sprechen, durch kaltes Trinken, beim Niederlegen

dazu: Nasenwurzel drückt und juckt, Eingang der Ohrtube im hinteren Rachen juckt

übler: draußen, Kälte in jeder Form, geringster Luftzug an entblößten Körperstellen, beim Aufdecken morgens nach dem Erwachen, Sprechen, kalte Getränke, Niederlegen, feucht-kaltes Wetter

besser: drinnen, schließt Türen und Fenster, hüllt Kopf und Körper warm ein; Sommer, Sonne, mäßig feuchtes, warmes Wetter

Merke: kolossal frostig; niest bei geringstem Luftzug; hüllt Kopf warm ein; Nasenwurzel und Ohrtuben-Eingang jucken.

Text: S. 24, 65, 69, 80

42. Sinapis nigra

Der reife Samen des *schwarzen Senfs* schmeckt brennend scharf. Derart sind zwar die begleitenden Qualitäten beim Heuschnupfen jenes Menschen, dem wir ihn als Arznei verordnen, führen uns aber nicht unmittelbar zum Ziel seiner Wahl.

Person: rotes, trockenes, eingefallenes Gesicht

Augen: tränenreich, wund, müde, Stechen; Druck von oben auf Lider, Schweregefühl, besser durch Augenschließen

Nase: trocken, heiß, empfindlich geschwollen, juckt, beißt bis hoch zu den Augen, kein Sekret! kalt empfundener Schleim im Nasen-Rachen-Raum

Niesen: vermehrt gegen 19 bis 21 Uhr

Rachen: trocken, wund, brennt; heiserer Hackhusten nachmittags, abends, beim Lachen, in kalter Luft, besser beim Niederlegen, nachts

Brust: rauhes Kratzen hinter dem Brustbein; gelegentlich Asthma, schmerzende Rauheit an der Lungenbasis

dazu: Kopfhaut heiß, juckt; Schweiß auf Stirn und Oberlippe; Atem riecht scharf nach Zwiebeln

übler: draußen, kalte Luft, Lachen, nachmittags, abends, 19 bis 21 Uhr

besser: drinnen, Niederlegen, nachts

Merke: Augenlider schwer, schließt Augen; Nase trocken, heiß, trotzdem verschlimmert kalte Luft; Kältegefühl des Schleimes im Nasen-Rachen-Raum; Husten besser beim Niederlegen; nachts herrscht Ruhe!

Text: S. 44

43. Sticta

Die *Lungenflechte* gehört zu den Flechten, die ein Zwischending aus Pilz und Alge darstellen, also der Erde und dem Wasser zugehörig. Sie selbst wählen die Luft als ihr Lebensmilieu, gedeihen in extremen Bedingungen wie Felsen, Mauern, Baumrinden und widerstehen Temperaturschwankungen und Trockenheit. Die Struktur der *Lungenflechte* sieht aus wie die Verästelungen der feinen Bronchien eines ausgetrockneten Lungengewebes. Diese Ähnlichkeiten finden wir auch beim Menschen: trockene Katarrhe der Luftwege bei plötzlichem, extremem Temperaturwechsel.

Person: rotes, heißes, feuchtes Gesicht
Augen: brennen, wund; Augenlider brennen
Nase: trocken, verstopft, schwer zu entfernende Krusten; ständiges erfolgloses Schneuzen; zäher Schleim läuft den Nasen-Rachen-Raum runter
Niesen: unaufhörlich, öffnet Nase nicht
Rachen: trocken, rauh
Brust: trockener, hackender, erschöpfender Reizhusten, von Kitzel hinter unterem Brustbein ausgelöst, unstillbar im Liegen, die ganze Nacht über; Husten fördert Hustenreiz; erhebt sich, bewegt sich, Räuspern
dazu: Nasenwurzel drückt, Völlegefühl; Gaumen trocken, hart wie Leder
übler: plötzlicher, extremer Temperaturwechsel, Frühjahr, Herbst, abends, nachts, wenn müde
besser: Aufsitzen, Bewegen, Beginn der Absonderungen
Merke: beginnt mit Druck und Völlegefühl in Nasenwurzel; schneuzt sich ständig erfolglos; hustet die ganze Nacht erfolglos.
Text: S. 49, 71, 74

44. Sulfur

Der *Schwefel* findet sich überall auf und in der Erde. Wenn er auch stinkt, so ist er doch die „Königin“ unter allen Arzneien. Ebenso häufig finden wir jene Menschen, die ihn als Arznei nötig haben, die stinken und sich trotzdem als „königlich“ befinden.

Person: zwei verschiedene Erscheinungen mit hängenden Schultern; einer kräftig, rundlich, rot, der andere schmal und blaß, beide hitzig, feurig, brennend; schmutzig, schlampig oder vernachlässigt; der Runde aktiv, der Schmale passiv, arbeitsscheu mit persönlichem Weltbild.
Augen: rot, brennen, lichtscheu; scharfe Tränen

Nase: rot, wäßrig, wund, brennt, scharf; später verstopft drinnen und morgens, geschwürig

Rachen: rot, trocken, wund, brennt, heiser, Räusperzwang

Brust: Atemnot mit Erstickungsgefühl beim Niederlegen, besonders nachts

übler: drinnen, warme Räume, morgens 10 Uhr, nachts 3 Uhr, Niederlegen, Bettwärme, Wasser, Frühjahr bis Herbst, feuchte Kälte, feuchte Wärme, Wetterwechsel

besser: draußen, Bewegung, frische Luft, trocken-warmes Wetter

Merke: Röte und Brennen; öffnet Türen und Fenster; selbst bei Kälte nur mit T-shirt bekleidet; voller Hitze, mag trotzdem trockene Wärme.

Text: S. 26, 50

45. Wyethia

Die amerikanische *Korbblütler*-Pflanze, dort *Giftunkraut* (poison-weed) genannt, ist eigentlich eine bewährte Arznei für die knötchenförmige (follikuläre) Rachenentzündung mit Heiserkeit, vor allem bei Sängern und Vielrednern. Im Rachen beginnt auch das trockene Heuasthma.

Nase: trocken, hintere Nasenlöcher jucken heftig!

Rachen: trocken, heiß, wie geschwollen, kitzelt, prickelt, brennt; zäher Schleim, ständiges Schlucken, erfolgloses Räuspern

Brust: trockenes Asthma, Hackhusten

dazu: Gaumen und hintere Nasenlöcher jucken; nervöses, kaputtes Schwächegefühl

übler: nachmittags

Merke: Heuasthma, beginnt im Rachen; alles trocken; Gaumen und hintere Nasenlöcher jucken!

Text: fehlt, da nur bei Heuasthma angezeigt

Dritter Teil

BESCHWERDEVERZEICHNIS

(Repertorium)

Inhalt

WER

WANN

WIE

WO

NIESEN

HEUASTHMA

HUSTEN BEI HEUASTHMA

SCHNUPFEN

Heuschnupfen – WER

Hauptrollen

Natrium muriaticum D200 – 1× wöchentl.
Verlust des Salzes und Haltes; trauert um Vergangenes

Phosphorus D30 – 1× bei Bedarf
Verlust des Lichtes und der Heiterkeit; ängstigt sich vor allem

Arsenicum album D30 – 1× bei Bedarf
Verlust des Lebendigen; zwingt sich zu lebloser Ordnung

Lachesis D30 – 1× bei Bedarf
Verlust der Unsterblichkeit; schwankt zwischen Weisheit und Lust

Nebenrollen

Silicea D12 – 2× tägl.
Minderwertigkeit wird als Schicksal empfunden, bis er umknickt

Kalium carbonicum D12 – 2× tägl.
Schwäche wird als Schicksal empfunden, bis er schwach wird

Sulfur D12 – 2× tägl.
Schmuddel wird als schön empfunden, bis er schmuddelig erstickt

eher bei Frauen

Pulsatilla D6 – 3× tägl.
widersprüchlich, wechselhaft

Cyclamen D12 – 2× tägl.
hysterisch; die kalte Pulsatilla

eher bei Männern

Nux vomica D30 – 1× bei Bedarf
mürrisch, unleidlich, nörgelnd

Naphthalinum D3 – 3× tägl.
wunde, geschwollene Nasen und Augen; Asthma

Heuschnupfen – WANN

Vorbeugung

Acidum formicicum D200 – 1× monatl.
ab Januar bis April unter die Haut spritzen; zusätzlich:

Galphimia glauca D4 – 3× tägl.
bis zum Beginn des Heuschnupfens; wirkt gegen allergischen Prozeß

Pollen LM6 – 1× tägl. abends
sobald der Pollenflug beginnt

beachte: *Die beste Vorbeugung ist die personenbezogene Arznei!*

epidemisch

Sabadilla D12 – 2× tägl.
je kühler und frischer die Luft

Arsenicum album D6 – 3× tägl.
je kühler und feuchter das Wetter

Gelsemium D30 – 1× tägl. morgens
je wärmer und feuchter das Wetter

Jodum D12 – 2× tägl.
je heißer und schwüler das Wetter

Lachesis D12 – 2× tägl.
beim ersten warmen Sonnenstrahl, Kopfschmerz, Halsenge

besonders an schönen trockenen Tagen

Sarsaparilla D6 – 3× tägl.
fließend oder schleimig mit verstopfter Nase; rauher Kitzelhusten im Kehlkopf

im Frühjahr und August

Allium cepa D3 – stündl.
fließt drinnen

Gelsemium D30 – 1× tägl. morgens
Einbruch warmer, schwüler, föhniger Tage; fließt morgens und drinnen

Dulcamara D30 – 1× tägl. morgens
Wetterwechsel zu feucht, kühle Abende; stockt drinnen

Naja D12 – 2× tägl.
Heuasthma mit Herzbeschwerden; verlangt Wärme

nur tagsüber, Schlaf ungestört

Sinapis nigra D4 – 3× tägl.
schlimmer nachmittags, 19 bis 21 Uhr

Ranunculus bulbosus D6 – 3× tägl.
schlimmer früh morgens, abends, bei Wechsel von Lage, Temperatur, Wetter, Zeiten

Euphrasia D12 – 2× tägl.
schlimmer morgens, abends, bei Wärme, Südwind

Heuschnupfen – WIE

ohne Tränenfluß

Aconitum D30 – einmalig
Augen und Nase trocken, heiß, dick geschwollen

Euphorbium D6 – 3× tägl.
Augen und Nase trocken, heiß, jucken stark

Histaminum hydrochloricum D6 – 3× tägl.
Augen und Nase heiß, jucken, brennen, geschwollen

Cyclamen D12 – 2× tägl.
Augen trocken, heiß; Nase wäßrig

ohne Nasenfluß

Aconitum D30 – einmalig
Augen und Nase dick, heiß, geschwollen; fröstelt, unruhig

Euphorbium D6 – 3× tägl.
Augen und Nase heiß, jucken heftig oder Nase fließt schleimig

Histaminum hydrochloricum D6 – 3× tägl.
Augen und Nase schmerzhaft trocken, heiß; Nasenlöcher wie weit geöffnet

Sinapis nigra D4 – 3× tägl.
Nase heiß, geschwollen; nachmittags und abends

Naphthalinum D6 – 3× tägl.
Nase wund, brennt, geschwollen; eher links

Sanguinaria D6 – 3× tägl.
Nase brennt, eher rechts

Arundo D6 – 3× tägl.
vordere Nasenlöcher, äußerer Gehörgang und Gaumen jucken heftig

Wyethia D6 – 3× tägl.
hintere Nasenlöcher und Gaumen jucken heftig

mit verstopfter Nase

Luffa D6 – 3× tägl.
drinnen; in der Wärme; akut, trocken

Kalium jodatum D4 – 3× tägl.
drinnen; wunde Nase läuft draußen

Nux vomica D6 – 3× tägl.
drinnen; Tränen und Niesen im Freien

Marum verum D6 – 3× tägl.
drinnen; vorn und hinten, unbeeinflußt durch Niesen und Schneuzen

Arum triphyllum D4 – 3× tägl.
drinnen und draußen; reichlich gelber, scharfer Nasen- und Tränenfluß

Sticta D6 – 3× tägl.
schneuzt sich ständig erfolglos wegen Völlegefühl in der trockenen Nase

Nasenfluß stockend, akut

Luffa D6 – 3× tägl.
besonders drinnen in der Wärme

Kalium jodatum D6 – 3× tägl.
nur drinnen; fließt in der frischen Luft

Kalium carbonicum D6 – 3× tägl.
nur drinnen; draußen Nase offen

Nux vomica D30 – 1× tägl. morgens
besonders drinnen, nachts

Dulcamara D6 – 3× tägl.
besonders draußen, nachts

Nasenfluß stockend, anhaltend

Arum triphyllum D6 – 3× tägl.
besonders nachts, mit scharfem Sekret; Nase geschwürig rissig, verklebt

Sulfur D12 – 2× tägl.
besonders morgens und drinnen; Nase wund, dick, brennt, geschwürig

eine Nasenhälfte verstopft

Aconitum D30 – einmalig
wechselhaft; nur zu Beginn verwenden!

Sabadilla D12 – 2× tägl.
anhaltend, mal diese, mal jene, besser im Warmen

Nux vomica D6 – 3× tägl.
nachts, mal diese, mal jene

Histaminum hydrochloricum D6 – 3× tägl.
schmerzhaft trocken; besser draußen, Kälte, Kaltwaschen

Sinapis nigra D6 – 3× tägl.
eher links; nachmittags und abends

Nase verstopft, fließt gleichzeitig

Marum verum D6 – 3× tägl.
total verstopft, fließt draußen

Acidum succinicum D12 – 2× tägl.
fließt zunächst, später zusätzlich verstopft

Sanguinarium nitricum D6 – 3× tägl.
drinnen und draußen; hintere Nasenlöcher brennen bis Luftröhre

schwer auszuschneuzender Schleim

Sticta D6 – 3× tägl.
Völlegefühl in der Nasenwurzel; schneuzt zwanghaft, erfolglos

Sanguinarium nitricum D6 – 3× tägl.
Völlegefühl in hinteren Nasenlöchern, Schneuzen öffnet nicht

Marum verum D6 – 3× tägl.
Völlegefühl ganze Nase, Schneuzen öffnet nicht

krustig

Sticta D6 – 3× tägl.
schwer ablösbare Krusten

Arum triphyllum D6 – 3× tägl.
haftende, blutende Krusten

Luffa D6 – 3× tägl.
trockene Krusten drinnen

Kalium carbonicum D6 – 3× tägl.
trocken, wund, geschwollen; eher drinnen

milder Tränenfluß

Allium cepa D3 – 3× tägl.
Augenwinkel bitzeln; scharfer, tränenreicher Nasenfluß

milder Nasenfluß

Euphrasia D12 – 2× tägl.
Augen schwimmen in brennenden Tränen; blinzelt, lichtscheu

Dulcamara D6 – 3× tägl.
drinnen, draußen und nachts verstopft; Augen draußen reichlich wäßrig

Alumen chromicum D6 – 3× tägl.
reichlich; Augen rot, wäßrig, wund, geschwollen

fließend

Allium cepa D3 – stündl.
drinnen; wunde Nase, milde Tränen

Arsenicum album D6 – 2 bis 3-stündl.
draußen; brennende Nase, brennende Tränen

Euphrasia D12 – 2× tägl.
milde Nase, reichlich wundmachende Tränen

Natrium muriaticum D200 – 1× bei Bedarf
wäßrig, durchsichtig, schaumig; Erkältungsbläschen an Nase und Lippen

Jodum D12 – 2× tägl.
im Frühjahr, im Herbst; alles brennt, vor allem drinnen

Badiaga D12 – 2× tägl.
plötzlich; wundmachende Tränen; Wundgefühl der berührungsempfindlichen Haut

besser draußen trotz Frost und Kälte

Aconitum D30 – einmalig
trotz anfänglichem Frösteln, Augen und Nase trocken

Allium cepa D3 – stündl.
trotz berstendem Husten beim Einatmen kalter Luft; Nase draußen frei

Nux vomica D30 – 1× tägl. morgens
trotz Kälteabscheu; Nase fließt draußen frei; drinnen, nachts verstopft

Pulsatilla D6 – 3× tägl.
trotz allgemeiner Frostigkeit; Nase stockt drinnen

Kalium jodatum D6 – 3× tägl.
auch wärmeempfindlich; Nase läuft draußen, drinnen verstopft

Mercurius solubilis LM6 – 1× tägl. morgens
trotz Kälteempfindlichkeit; Nase läuft dünn, ätzend, stinkend

Mercurius jodatus flavus LM6 – 1× tägl. morgens
wie bei Mercurius solubilis, aber Zunge hinten schmutzig-gelb belegt

Acidum succinicum D12 – 2× tägl.
trotz starkem Wärmebedürfnis; Nase läuft plötzlich, wäßrig, wundmachend, später verstopft, aber rinnt weiter

Marum verum D6 – 3× tägl.
trotz Fröstelígkeit; Nase läuft draußen, obwohl total verstopft

besser draußen, aber kann nicht raus

Natrium muriaticum D200 – 1× bei Bedarf
wegen heftigem Kitzelhusten beim Übergang von draußen nach drinnen

Phosphorus D12 – 2× tägl.
wegen kitzelndem Bellhusten beim Übergang von drinnen nach draußen

Sanguinaria D6 – 3× tägl.
wegen Abscheu vor Zugluft, Kälte, Hitze

Sanguinarium nitricum D6 – 3× tägl.
wegen Abscheu vor Zugluft, frischer Luft

Euphorbium D6 – 3× tägl.
wegen Fieber

schlimmer draußen, aber geht raus

Pulsatilla D6 – 3× tägl.
weil kühle, frische Luft allgemein bessert, trotz mehr Fluß und Niesen

Cinnabaris D4 – 3× tägl.
weil frische Luft die Nebenhöhlen belüftet

besser drinnen im Zimmer, in der Wärme

Arsenicum album D6 – 3× tägl.
fließt vermehrt draußen wundmachend, liebt Hitze jeder Art

Gelsemium D30 – 1× tägl. morgens
fließt vermehrt draußen wundmachend oder mild, liebt trocken-warmes Wetter

Natrium muriaticum D200 – 1× in Wasser
3× tägl. 1 Schluck; fließt draußen dünn-schaumig; verträgt keine Hitze

Alumen chromicum D4 – 3× tägl.
fließt vermehrt draußen und in der frischen Luft

Badiaga D12 – 2× tägl.
fließt plötzlich draußen in kühler Luft

Dulcamara D30 – 1× tägl. morgens
stockt draußen, liebt trocken-warmes Wetter

Cyclamen D12 – 2× tägl.
niest draußen krampfhaft, bewegt sich in warmen Räumen

Silicea D12 – 2× tägl.
niest bei geringstem Luftzug, hüllt sogar Kopf warm ein

besser beim Niederlegen

Sinapis nigra D4 – 3× tägl.
vor allem der heisere Hackhusten

mit Fieber

Arsenicum jodatum D4 – 3× tägl.
heftiges Niesen, heftiger Fluß, bei feuchter Wärme

Sabadilla D12 – 2× tägl.
immer zur gleichen Stunde; trotzdem Frost

Euphorbium D6 – 3× tägl.
Augen und Nase trocken, hitzig, brennend

Arum triphyllum D4 – 3× tägl.
geschwürige, rissige, verklebte Nase; liebt es, darin zu bohren

ohne Durst

Pulsatilla D6 – 3× tägl.
sehr widersprüchliche Symptome

Nux vomica D30 – 1× tägl. morgens
sehr verfroren

Gelsemium D30 – 1× tägl. morgens
trotz Fieber mit Frost

Sarsaparilla D6 – 3× tägl.
trotz innerer Hitze

mit Frösteln

Aconitum D30 – einmalig
geht trotzdem nach draußen

Mercurius solubilis LM6 – 1× tägl. morgens
braucht kühle Luft

Gelsemium D30 – 1× tägl. morgens
sitzt an der Heizung

Arsenicum album D6 – 3× tägl.
sitzt auf der Heizung

Sabadilla D12 – 2× tägl.
liegt in der heißen Badewanne, trotz Fieber zur gleichen Stunde

Silicea D12 – 2× tägl.
liegt im warmen Bett und zieht die Decke über Kopf

Acidum succinicum D12 – 2× tägl.
hüllt sich warm ein und öffnet die Fenster

Phosphorus D12 – 2× tägl.
möchte gern raus, aber kann nicht wegen Hustenanfall beim Hinausgehen

fröstelt, geht trotzdem raus

Pulsatilla D6 – 3× tägl.
langsame Bewegung in kühler Frischluft bessert allgemein

Mercurius solubilis LM6 – 1× tägl. morgens
kühle Frischluft bessert Brennen

Marum verum D6 – 3× tägl.
Frischluft regt verstopfte Nase gleichzeitig zum Fließen an

mit Lichtscheu

Arsenicum album D6 – 3× tägl.
bleibt drinnen, trägt einfache, dunkle Augengläser

Phosphorus D12 – 2× tägl.
geht raus, trägt auffallend modische Sonnenbrille

Euphrasia D12 – 2× tägl.
blinzelt draußen, verdunkelt drinnen das Zimmer

Mercurius solubilis LM6 – 1× tägl. morgens
muß raus! Meidet Ofenhitze, Kaminfeuer und künstliches Licht

Lachesis D30 – 1× bei Bedarf
morgens, nach dem Erwachen aus dem Schlaf, auch nach Schläfchen tags

mit Geruchsverlust

Natrium muriaticum D200 – einmalig
zusätzlich:

Luffa D4 – 3× tägl.
verstopfte Nase; oder:

Arundo D6 – 3× tägl.
fließende Nase

Cyclamen D12 – 2× tägl.
fließende Nase, krampfhaftes Niesen, Stirnkopfschmerz, Augenflimmern

Sanguinarium nitricum D6 – 3× tägl.
fließende und gleichzeitig hinten verstopfte Nase

mit Geruchs- und Geschmacksverlust

Natrium muriaticum D200 – 1× monatl.
während und danach anhaltend, alles taub

Pulsatilla D6 – 3× tägl.
während, alles mild

Sanguinaria D6 – 3× tägl.
während, alles brennt

Heuschnupfen – WO

eher links

Naphthalinum D3 – 3× tägl.
wund, trocken, geschwollen

Badiaga D12 – 2× tägl.
brennend, plötzlich fließend

Lachesis D30 – 1× bei Bedarf
verstopft; drinnen, nachts, gegen Morgen und nach Schlaf

Sinapis nigra D4 – 3× tägl.
trocken, heiß, empfindlich geschwollen, juckt, beißt bis zu den Augen

eher rechts

Sanguinaria D6 – 3× tägl.
brennende, trockene Schleimhäute

mit Flimmern vor den Augen

Gelsemium D30 – 1× bei Bedarf
rot, geschwollen

Cyclamen D12 – 2× tägl.
trocken, heiß

mit Stirnkopfschmerz

Aconitum D30 – 1× bei Bedarf
pulsierend im Beginn

Sabadilla D12 – 2× tägl.
bei erschütterndem Niesen; legt die Stirn in Falten

Nux vomica D30 – 1× tägl. morgens
verkatert von oben bis unten

Sticta D6 – 3× tägl.
bei Völle in der Nase und bei unstillbarem Quälhusten

Cyclamen D12 – 2× tägl.
hämmernd, rasend

Luffa D6 – 3× tägl.
drückend; Nebenhöhlen beteiligt

Nasenwurzel schmerzt

Sabadilla D12 – 2× tägl.
krampfend, zieht die Stirn zusammen

Sanguinarium nitricum D6 – 3× tägl.
brennend, juckend

Kalium jodatum D6 – 3× tägl.
drückend im Warmen, beim Bücken; um 3 Uhr

Silicea D6 – 3× tägl.
drückend, juckend; auch am Eingang der Ohrtube

Ranunculus bulbosus D6 – 3× tägl.
drückend, juckend; auch in der hinteren Nase

Arum triphyllum D4 – 3× tägl.
bohrend

Sticta D6 – 3× tägl.
drückend, Völlegefühl

Cinnabaris D4 – 3× tägl.
drückend, juckend

Euphorbium D6 – 3× tägl.
juckend

Gaumen juckt heftig

Arundo D6 – 3× tägl.
und vordere Nasenlöcher und äußerer Gehörgang

Wyethia D6 – 3× tägl.
und hintere Nasenlöcher

Nux vomica D30 – 1× bei Bedarf
dehnt sich in Kehlkopf und Luftröhre aus

Nasen-Rachen-Raum

Cinnabaris D4 – 3× tägl.
strähniger Schleim

Natrium muriaticum D200 – 1× bei Bedarf
Schleim tropft morgens in den Rachen

Sinapis nigra D4 – 3× tägl.
kalt empfundener Schleim

Sticta D6 – 3× tägl.
zäher Schleim

steigt in den Hals ab

Sabadilla D12 – 2× tägl.
Kloß im Hals, trockenes Kratzen, Räusperzwang

Sanguinarium nitricum D6 – 3× tägl.
heiser; muß sich räuspern, bevor er spricht

Euphrasia D12 – 2× tägl.
Taghusten durch Kehlkopfkitzel; Schleimräuspern, Schleim schwer löslich

Allium cepa D3 – 3× tägl.
berstender Kehlkopfhusten, frische Luft lindert

beginnt im Rachen

Phosphorus D12 – 2× tägl.
Jucken, Kitzel, feuriges Brennen, als ob mit Baumwolle verstopft

Wyethia D6 – 3× tägl.
Jucken am Gaumen und in den hinteren Nasenlöchern

steigt in die Bronchien ab

Arsenicum jodatum D6 – 3× tägl.
feucht brennend; schlimmer im Zimmer, in feuchter Wärme

Sticta D6 – 3× tägl.
trocken, brennend; Kitzel hinter unterem Brustbein, Husten nachts

Euphorbium D6 – 3× tägl.
trocken brennend, anhaltender Hackhusten von Kitzel in der Brustmitte

Phosphorus D12 – 2× tägl.
trocken brennend, heiser, schlimmer beim Reden und draußen

Naphthalinum D3 – 3× tägl.
trocken brennend, Lider stark geschwollen, eher links

Ranunculus bulbosus D4 – 3× tägl.
trocken kitzelnd, heiser, Kehlkopfhusten; Muskeln schmerzen

Alumen chromicum D4 – 3× tägl.
trocken kitzelnd, kratzend; Husten morgens mit reichlich klarem Schleim

Niesen bei Heuschnupfen

morgens

Natrium muriaticum D200 – 1× wöchentl.
ununterbrochen nach dem Aufstehen

Nux vomica D30 – 1× tägl. morgens
beim ersten Luftzug, reißt das Fenster auf

Silicea D12 – 2× tägl.
beim ersten Luftzug, schließt Fenster und Türen

Lachesis D30 – 1× bei Bedarf
nach dem Erwachen, den ganzen Morgen, nach jedem Schlaf; liebt Kälte

Naja D30 – 1× bei Bedarf
wie bei Lachesis; mit Herzbeschwerden, liebt Wärme

anhaltend

Allium cepa D3 – 3× tägl.
drinnen; milde Tränen, wunde Nase

Kalium jodatum D4 – 3× tägl.
drinnen; wunde, schorfige Nase

Arsenicum jodatum D4 – 3× tägl.
drinnen; dünner, scharfer, tränenreicher Nasenfluß

Natrium muriaticum D200 – 1× wöchentl.
morgens nach dem Aufstehen; dünner, schaumiger Nasenfluß

Sanguinaria D6 – 3× tägl.
draußen; Schleimhäute brennen, eher rechts, wenig Fluß

Sanguinarium nitricum D6 – 3× tägl.
draußen; zugluftempfindlich, viel Nasenfluß

krampfhaft

Sabadilla D12 – 2× tägl.
draußen; erschüttert den ganzen Körper, Nase und Augen laufen über

Pulsatilla D6 – 3× tägl.
draußen; geht trotzdem in die frische Luft

Cyclamen D12 – 2× tägl.
draußen; Augen flimmern, rasendes Hämmern in der Stirn

Natrium muriaticum D200 – 1× wöchentl.
morgens; wäßriges, scharfes, schaumiges Fließen; Herpesbläschen

Phosphorus D12 – 2× tägl.
draußen; Brennen mit wenig Ausfluß

Cinnabaris D4 – 3× tägl.
draußen; Niesen und Husten zum Platzen; in Nase und Nebenhöhlen, Nasenwurzel drückt und klopft

Naphthalinum D6 – 3× tägl.
eher drinnen; Nase ohne Ausfluß; eher links

versagend

Natrium muriaticum D200 – 1× wöchentl.
morgens

Phosphorus D12 – 2× tägl.
drinnen

Silicea D12 – 2× tägl.
draußen

Euphorbium D6 – 3× tägl.
drinnen und draußen

draußen in der frischen Luft

Arsenicum album D6 – 3× tägl.
mit scharfem, tränenarmem Nasenfluß

Cyclamen D12 – 2× tägl.
krampfhaft; Sehstörungen, Stirnkopfschmerz

Phosphorus D12 – 2× tägl.
brennend; möchte nach draußen, kann aber nicht

Sabadilla D12 – 2× tägl.
mit wäßrigem, tränenreichem Nasenfluß

Sanguinaria D6 – 3× tägl.
mit brennendem, tränenarmem Nasenfluß

Sanguinarium nitricum D6 – 3× tägl.
mit brennendem, tränenreichem Nasenfluß

Badiaga D12 – 2× tägl.
Augen und Nase mit brennendem, plötzlichem Fluß

drinnen in der Wärme, im Zimmer

Allium cepa D3 – 3× tägl.
juckend; Augenwinkel bitzeln

Jodum D12 – 2× tägl.
ätzend; viel Ausfluß

Kalium jodatum D4 – 3× tägl.
brennend; draußen schleimiger, scharfer tränenreicher Nasenfluß

Arsenicum jodatum D6 – 3× tägl.
brennend; dünner scharfer tränenreicher Nasenfluß

Histaminum hydrochloricum D6 – 3× tägl.
brennend; ohne Ausfluß

erleichtert nicht; öffnet nicht

Aconitum D30 – 1× bei Bedarf
die anfänglich wechselhaft verstopfte Nase

Arsenicum album D6 – 3× tägl.
die drinnen verstopfte Nase

Sticta D6 – 3× tägl.
das Völlegefühl in der Nasenwurzel

Marum verum D6 – 3× tägl.
das Völlegefühl in den vorderen Nasenlöchern

Heuasthma

Heuschnupfen steigt in die Bronchien ab

Arsenicum jodatum D6 – 3× tägl.
feucht brennend, schlimmer im Zimmer, bei feucht-warmem Wetter

Euphorbium D6 – 3× tägl.
trocken brennend, anhaltender Hackhusten von Kitzel in der Brustmitte

Sticta D6 – 3× tägl.
trocken, brennend; Kitzel hinter unterem Brustbein, Husten nachts

Phosphorus D12 – 2× tägl.
trocken brennend, heiser, schlimmer beim Reden und draußen

Naphthalinum D3 – 3× tägl.
trocken brennend, Lider stark geschwollen, eher links

Ranunculus bulbosus D4 – 3× tägl.
trocken kitzelnd, heiser, Kehlkopfhusten; Muskeln schmerzen

Alumen chromicum D4 – 3× tägl.
trocken kitzelnd, kratzend; Anfall morgens mit reichlich klarem Schleim

bei feucht-kaltem Wetter

Natrium muriaticum D200 – 1× monatl.
Husten beim Übergang ins Warme, berstendes Kopfweh; salziger Schleim

Dulcamara D12 – 2× tägl.
auch bei feucht-warmem Wetter, bei Wechsel zu feuchtem Wetter, bei kaltem Wetter und bei raschem Temperaturabfall; trockener, kurzer, bellender Husten mit zähem Schleim; im Wechsel mit Durchfall, Ekzem, Rheuma

Mercurius jodatus flavus LM6 – 1× tägl. morgens
und bei Wetterwechsel; quälend trockener Husten mit Stichen in der rechten unteren Brustseite

bei Nebel, feuchter Kälte

Natrium sulfuricum D12 – 2× tägl.
feuchtes Asthma, viel Rasseln; loses Gefühl im Bauch; blaß, fröstelnd

bei feucht-warmem Wetter, Schwüle

Ipecacuanha D3 – 3× tägl.
Brustangst, Brustschwere; drohende Erstickung; bewegt sich nicht!

Lachesis D12 – 2× tägl.
Erstickungsgefühl gegen Morgen, beim Erwachen; Schweiße erleichtern

Arsenicum jodatum D6 – 3× tägl.
Mitternacht bis 3 Uhr mit Unruhe, Angst, Brennen

ab Frühjahr bis Herbst

Sulfur D12 – 2× tägl.
rote, runde, kräftige oder schlanke Menschen mit hängenden Schultern; schauen irgendwie immer schmutzig und schmuddelig aus

Natrium muriaticum D200 – 1× monatl.
verträgt keine Sonne; bekommt Ausschlag, Kopfweh, Verstopfung

im Frühjahr und Herbst

Lachesis D12 – 2× tägl.
aufkeimende Frühjahrssonne, sowie Schwüle und Feuchtigkeit stauen und fördern Enge

Jodum D12 – 2× tägl.
beängstigend bang, aufgeregt schon bei geringer Wärme; Fließschnupfen

im Sommer

Psorinum D200 – einmalig
äußerst kälteempfindlich, kurzatmig im Freien; legt sich nieder; Wundheit hinter Brustbein

um Mitternacht

Arsenicum album D30 – 1× in Wasser
genau nach Mitternacht bis 3 Uhr; Angst zu ersticken, große Unruhe, kalte Schweiße überall; Brust wund, brennt; brennender Durst, aber trinkt kaum; heftiges Frösteln, hüllt sich in Decken, doch der Kopf braucht frische Luft

um 3 Uhr

Kalium carbonicum D12 – 2× tägl.
bis 4 Uhr; atmungsunabhängige Stiche rechte untere Brustseite

Kalium jodatum D4 – 3× tägl.
bis 5 Uhr; Stiche hinter Brustbein und tief im Brustinnern

um 4 bis 5 Uhr

Natrium sulfuricum D12 – 2× tägl.
Husten mit reichlich eiweißartigem Schleim; später grünlich

am Meer schlimmer

Natrium muriaticum D200 – 1× monatl.
oder eindeutige Besserung, aber Verschlechterung danach

Jodum D12 – 2× tägl.
wie bei allen Halogenen; jodhaltige Seeluft!

mit Angst, abends zu Bett zu gehen

Carbo vegetabilis D30 – 1× tägl. abends
wegen drohendem Anfall

mit spastischer Bronchitis

Ipecacuanha D4 – stündl.
blaß; rote Wangen; anhaltende Übelkeit; grobblasige Geräusche

Phosphorus D12 – 2× tägl.
zusätzlich

mit anhaltender Bronchitis ohne Schleim

Phosphorus D12 – 2× tägl.
schlimmer in frischer Luft

Kalium carbonicum D12 – 2× tägl.
schlimmer um 2 bis 4 Uhr

im Wechsel mit Ekzem; Diathese beachten!

lymphatisch: wenn zuerst Asthma auftrat und danach das Ekzem erschien;
lithämisch: wenn zuerst Ekzem erschien und danach Asthma auftrat;

Sulfur D200 – 1× monatl.
auch gleichzeitig im Sommer und/oder in der Bettwärme; alle Formen

Pulsatilla D200 – 1× monatl.
Schleimhäute eher kälteempfindlich, Haut eher wärmeempfindlich; feucht

Lachesis D200 – 1× monatl.
erst Ekzem, dann Asthma, ab Frühjahr bis Herbst, Erwachen; alle Formen

Dulcamara D200 – 1× monatl.
Asthma in feuchtem Wetter, durch Unterkühlung, Durchnässen; Krusten

Natrium muriaticum D200 – 1× monatl.
im Winter eher Asthma, im Sommer eher Ekzem schlimmer; Reibeisenhaut

Arsenicum album D200 – 1× monatl.
nur im Winter schlimmer; friert wie bei Psorinum; Haut sehr trocken, rissig, schuppig

mit Kreislaufschwäche

Carbo vegetabilis D30 – 1× bei Bedarf
sehr hinfällig, Rasseln mit Atemnot, stinkender Auswurf, Brust brennt

mit Magenstörungen

Nux vomica D12 – 2× tägl.
Enge der unteren Brust; krampfiges Rülpsen erleichtert; öffnet Kleider

Sanguinaria D6 – 3× tägl.
mit säuerlichem Aufstoßen

Carbo vegetabilis D12 – 2× tägl.
gärende Blähsucht im Oberbauch

mit stechenden Schmerzen

Kalium carbonicum D12 – 2× tägl.
rechte untere Brustseite; bei Unterkühlung

Mercurius solubilis LM6 – 1× tägl. morgens
rechte untere Brustseite; bei Wetterwechsel

Arsenicum album D6 – 3× tägl.
rechte obere Brustseite; Mitternacht bis 3 Uhr

Natrium sulfuricum D12 – 2× tägl.
linke untere Brustseite; bei feuchter Kälte, Nebel

Kalium jodatum D6 – 3× tägl.
Brustmitte; bei Wärme, bei feuchter Kälte

Ranunculus bulbosus D6 – 3× tägl.
Brustbein, zwischen Schulterblättern, atemabhängig

mit widerlich süßlichem Schleim

Phosphorus D12 – 2× tägl.
bei morgendlichem Abhusten; trockener Reizhusten abends

Husten bei Heuasthma

Bellhusten

Phosphorus D12 – 2× tägl.
tiefsitzend; beim Sprechen, Atmen, Essen, Niederlegen, Linksliegen; folgt gut auf Belladonna

Bluthusten

Ipecacuanha D4 – alle 10 Min.
hell, gußweise; große Übelkeit, Angst, Erbrechen, reine Zunge!

Phosphorus D12 – stündl.
helle, mit Sputum vermischte Blutstreifen

Hüsteln und Räuspern

Lachesis D12 – 2× tägl.
Reizhusten nachts, beim Erwachen, schrickt auf, erstickt; rot

Phosphorus D12 – 2× tägl.
nervös, funktionell

Acidum succinicum D12 – 2× tägl.
wegen spürbarem, aber nicht abhustbarem Schleim

Marum verum D6 – 3× tägl.
Reizhusten beim Niederlegen; Husten verschlimmert Husten

Wyethia D6 – 3× tägl.
erfolglos; trocken brennender Hals, zäher Schleim, Schluckzwang

wie Keuchhusten

Sanguinaria D6 – 3× tägl.
hartnäckiger, trockener Husten überdauert; Gesicht wie rot angemalt

Krampfhusten

Cuprum arsenicosum D4 – 3× tägl.
anfallsartig nachts, bläuliche Lippen; hält Daumen in der Faust; Durst

Aralia D6 – 3× tägl.
im ersten Schlaf; Rachen kitzelt, Brust beengt; sitzt auf

Reizhusten

Sticta D6 – 3× tägl.
rauh, hackend, unergiebig, unstillbar im Liegen

Würgehusten, Brechhusten

Ipecacuanha D3 – 3× tägl.
mit Übelkeit bei sauberer Zunge

Nux vomica D6 – 3× tägl.
mit Magen- und Kopfweh

Kalium carbonicum D6 – 3× tägl.
mit Stichen, Schwäche, Schweiß und Rückenweh

nachmittags

Badiaga D12 – 2× tägl.
um 15 Uhr; dicke, zähe Schleimklumpen fliegen aus dem Mund

Wyethia D6 – 3× tägl.
trockener Kehlkopf-Kitzelhusten

Sinapis nigra D4 – 3× tägl.
und um 19 bis 21 Uhr; heiserer Hackhusten

abends

Phosphorus D12 – 1× tägl. abends
nervös; mit beginnender Dämmerung, beim Reden

beim Niederlegen

Sticta D6 – 3× tägl.
unstillbare Attacken die ganze Nacht durch

Marum verum D6 – 3× tägl.
trockener Reizhusten durch Kitzel

Phosphorus D12 – 2× tägl.
Bellhusten, vor allem in Linkslage

Ipecacuanha D4 – stündl.
anfallsartiger erstickender Würgehusten; anhaltende Übelkeit

Sulfur D12 – 2× tägl.
Atemnot mit Erstickungsgefühl, besonders nachts

im ersten Schlaf

Lachesis D12 – 2× tägl.
erschrickt, erstickt

Aralia D6 – 3× tägl.
krampfhaft

um Mitternacht

Aconitum D30 – 1× bei Bedarf
um Mitternacht

Arsenicum album D6 – 3× tägl.
bis 3 Uhr

um 3 Uhr

Kalium carbonicum D12 – 2× tägl.
bis 4 Uhr; spannungsloser, trockener Würgehusten; atmungsunabhängige Stiche in der rechten unteren Brustseite

Kalium jodatum D4 – 3× tägl.
bis 5 Uhr; hartnäckig, deckt sich ab, braucht frische Luft

Natrium sulfuricum D6 – 3× tägl.
4 bis 5 Uhr; reichlich lockerer, grüner Husten im feucht-nebligen Herbst

die ganze Nacht

Sticta D6 – 3× tägl.
rauher, hackender, unergiebiger Dauerhusten

Cuprum arsenicosum D4 – 3× tägl.
in langen Attacken mit langen Pausen; Lippen werden blau

Opium D12 – 2× tägl.
quälend, trocken, ohne Auswurf; Gesicht schwillt blaurot an

nach dem Essen

Phosphorus D12 – 2× tägl.
anfallsweise; obere Brust wie geschnürt

Nux vomica D6 – 3× tägl.
erbricht; untere Brust wie geschnürt

beim Übergang ins Kalte

Phosphorus D12 – 2× tägl.
tiefer Kitzel hinter beengtem Brustbein

Dulcamara D12 – 2× tägl.
anhaltend krampfig; reichlich geschmackloser Schleim

beim Übergang ins Warme

Natrium muriaticum D200 – 1× bei Bedarf
heftiger Kitzelhusten mit Tränenflut und berstendem Kopfweh

durch Sprechen schlimmer

Phosphorus D12 – 2× tägl.
Kitzel aus der Tiefe; bei Abenddämmerung

Silicea D12 – 2× tägl.
Kitzel wie durch Haar im Hals; beim Niederlegen, durch Kalttrinken

mit Kopfschmerz

Sticta D6 – 3× tägl.
berstend

Natrium muriaticum D200 – 1× wöchentl.
Harn spritzt weg

Nux vomica D6 – 3× tägl.
kurz, trocken, ermüdend

mit unfreiwilligem Urinabgang

Natrium muriaticum D200 – 1× wöchentl.
merkt es; hustet beim Übergang ins warme Zimmer

hält seinen Brustkorb beim Husten

Natrium sulfuricum D12 – 2× tägl.
beim Asthmaanfall gegen 4 bis 5 Uhr morgens im nebligen Herbst

Husten verschlimmert Hustenreiz

Sticta D6 – 3× tägl.
die ganze Nacht durch

Marum verum D6 – 3× tägl.
beim Niederlegen

Brustbein

Sticta D6 – 3× tägl.
Kitzel hinter unterem Brustbein

Kalium jodatum D6 – 3× tägl.
stechender Schmerz im Brustbein

Ranunculus bulbosus D6 – 3× tägl.
Brustbein wie wund

Sinapis nigra D4 – 3× tägl.
rauhes Kratzen hinter Brustbein; trocken

Alumen chromicum D4 – 3× tägl.
Kratzen hinter Brustbein; klarer, zäher Schleim

feucht, locker, rasselnd

Natrium sulfuricum D6 – 3× tägl.
bei feucht-kaltem Frühherbstwetter

Arsenicum jodatum D6 – 3× tägl.
bei feucht-kaltem Frühjahrswetter

Ipecacuanha D4 – 3× tägl.
Husten bei jedem Atemzug; mit Übelkeit!

Empfindungen im Rachen

Sabadilla D12 – 2× tägl.
Kloßgefühl, greift sich beim Husten unwillkürlich an den Hals

Lachesis D30 – 1× bei Bedarf
Kloßgefühl, Würgegefühl, äußerst berührungsempfindlich

Histaminum hydrochloricum D6 – 3× tägl.
schluckempfindliche Kugel; Hals und Brust wie zusammengeschnürt

Acidum succinicum D12 – 2× tägl.
Kloßgefühl wegen heiserem Rachen und nicht abhustbarem Schleim

greift sich an den Hals

Allium cepa D3 – 3× tägl.
berstender Kehlkopfhusten, trocken

Arum triphyllum D6 – 3× tägl.
erstickende Hustenstöße, viel zäher Schleim

Sabadilla D12 – 2× tägl.
Husten beim Niederlegen; größte Trockenheit im Hals, Räusperzwang

Jodum D12 – 3× tägl.
trockener Bellhusten; Hals schmerzt als rühre einer in einer Wunde

Schnupfen, allgemein

Auslösung

Aconitum D30 – einmalig
kalter trockener Wind; trockenes unruhiges Fieber, Frösteln, Niesen

Nux vomica D30 – 1× tägl. morgens
trockene Kälte; Halskratzen; Nase fließt tags, nachts zu

Mercurius solubilis LM6 – 1× tägl. morgens
feuchte Kälte; rohe wunde Nase; Hitze wechselt mit Frost

Gelsemium D30 – 1× tägl. morgens
feucht-warme Tage folgen auf Kälte; Hitze und Frost

Dulcamara D30 – 1× tägl. morgens
feuchte Kälte, feuchte Wärme, Wetterwechsel; Nase stockt draußen

Arsenicum album D30 – 1× tägl. morgens
winterliche Kälte; fröstelt; Nase verstopft, fließt draußen

Lachesis D12 – 2× tägl.
Frühjahr; äußerst empfindlicher Hals

epidemisch

Lachesis D12 – 2× tägl.
im Frühjahr oder bei frühlingsartigem Wetter

Gelsemium D30 – 1× tägl. morgens
im Sommer oder bei sommerlichem Wetter

Dulcamara D30 – 1× tägl. morgens
im Frühherbst oder bei frühherbstlichem Wetter

Nux vomica D30 – 1× tägl. morgens
im Herbst oder bei herbstlichem Wetter

Arsenicum album D12 – 2× tägl.
im Trauermonat November oder bei novemberlichem Wetter

Rhus tox D30 – 1× bei Bedarf
im Winter oder bei winterlichem Wetter

an schönen trockenen Tagen

Hepar sulfuris D200 – 1× tägl., 3× insgesamt
liebt feuchte Wärme

Causticum D30 – 1× tägl. abends
liebt Trübwetter

Bryonia D30 – 1× tägl. abends
liebt lauwarmen Regen

bei kühlen Abenden nach heißen Tagen

Dulcamara D30 – 1× tägl. abends
Stockschnupfen

beim Einbruch warmer Tage nach Kälte

Gelsemium D30 – 1× tägl. morgens
schlapp, kraftlos, fröstelt, niest; benommener Kopf

nach Kaltbaden an heißen Tagen

Antimonium crudum D200 – einmalig
Zunge dick-weiß belegt; Halsweh, Husten, Durchfall

bei jedem Wetterwechsel

Camphora D1 – stündl.
Nase sofort verstopft; Augen-, Stirnhöhlendruck, Kopfweh

Calcium carbonicum D12 – 2× tägl.
plötzlich läuft klares Wasser aus der Nase

Thuja D6 – 3× tägl.
Schleimhäute geschwollen, Polypen

Mercurius solubilis LM6 – 1× tägl. morgens
Nase verstopft, dünnes Sekret ätzt die Oberlippe

Sanguinaria D6 – 3× tägl.
Nase wund, wäßrig mit viel Niesen; Nasenwurzel schmerzt

im Frühjahr

Lachesis D12 – 2× tägl.
mit Kopfschmerz und äußerst berührungsempfindlichem Hals

im Sommer

Gelsemium D30 – 1× tägl. morgens
an feucht-warmen, schwülen, föhnigen Tagen

Dulcamara D30 – 1× tägl. morgens
beim abendlichen Draußensitzen, wenn die Tage empfindlich abkühlen

Antimonium crudum D30 – 1× tägl. abends
nach Aufenthalt im kühlen Freibad

im Herbst

Nux vomica D30 – 1× tägl. morgens
bei Nässe, Kälte, Zugluft; nachts Nase zu; wacht deshalb ständig auf

Dulcamara D30 – 1× tägl. abends
bei Nässe, Kälte, Unterkühlung am Abend; Stockschnupfen

Rhus tox D30 – 1× tägl. abends
bei trockener oder feuchter Kälte; nächtliche Unruhe

Natrium sulfuricum D12 – 2× tägl.
bei Feuchtigkeit, Nebel; jeden Herbst aufs Neue

Thuja D12 – 2× tägl.
bei Nässe, Kälte; nachts Nase zu bis 4 Uhr, schläft erst danach ein

im Winter

Silicea D12 – 2× tägl.
jeden Winter; fröstelt den ganzen Winter über; trägt warme Wollmützen

Arsenicum album D12 – 3× tägl.
immer im November; trägt viel Wolle, aber nicht am Kopf

Psorinum D200 – einmalig
den ganzen Winter über; trägt am liebsten Pelze, auch im Sommer

Fließschnupfen

Allium cepa D3 – einmalig
drinnen; wunde Nase, milde Tränen

Arsenicum album D6 – 2 bis 3-stündl.
draußen; brennende Nase, brennende Tränen, Niesen

Euphrasia D12 – 2× tägl.
milde Nase, reichlich wundmachende Tränen (erscheint oft vor Masern!)

Kalium jodatum D4 – 3× tägl.
wunde, schorfige Nase, wunde, geschwollene Augen

Jodum D12 – 2× tägl.
im Frühjahr und Herbst; alles brennt, vor allem drinnen

Natrium muriaticum D200 – 1× bei Bedarf
wäßrig, durchsichtig, schaumig; Erkältungsbläschen an Nase und Lippen

wenn Fließschnupfen schleimig wird

Kalium sulfuricum D4 – 3× tägl.
weißlich

Stockschnupfen, akut

Luffa D6 – 3× tägl.
besonders drinnen, in der Wärme; Nebenhöhlen beteiligt

Kalium jodatum D4 – 3× tägl.
besonders drinnen; fließt in der frischen Luft

Nux vomica D30 – 1× tägl. morgens
besonders drinnen, nachts

Dulcamara D6 – 3× tägl.
besonders draußen, nachts

Stockschnupfen, chronisch

Arum triphyllum D6 – 3× tägl.
besonders nachts mit scharfem Sekret; Nase geschwürig rissig, verklebt

Kalium bichromicum D12 – 2× tägl.
besonders morgens und draußen; Nase wund, geschwollen

Sulfur D12 – 2× tägl.
besonders morgens und drinnen; Nase wund, dick, brennt, geschwürig

Lycopodium D12 – 2× tägl.
tags und noch mehr nachts verstopft, sehr trocken

Rotzkinder

Kalium sulfuricum D12 – 2× tägl.
weiß-schleimige Rotzglocke

Hepar sulfuris D200 – 1× wöchentl.
grün-schleimige Rotzglocke

Säuglingsschnupfen

Sambucus nigra D4 – 3× tägl.
weißlich-zäh; auch Husten, Fieber

Sabadilla D12 – 2× tägl.
dünn, dick, weiß-klar; sehr fröstelig

Hydrastis D4 – 3× tägl.
gelb-zäh, wundmachend

Kalium bichromicum D12 – 2× tägl.
fadenziehend, gummiartig

Ammonium carbonicum D4 – 3× tägl.
anhaltend verstopft

Schniefen der Säuglinge

Luesinum D200 – 1× monatl.
lockeres Sekret in der Nase, das beim Atmen auf und ab läuft

gefäßbedingt

Luesinum D200 – 1× monatl.
Dauertropfen hängt an der Nasenspitze; Schleimhaut geht zurück

eitrig

Hepar sulfuris D200 – 8-stündl., 3× insgesamt
grün, sahnig; wundmachend

Hydrastis D4 – 3× tägl.
dick, zäh; wundmachend

Thuja D6 – 3× tägl.
dick, sämig; wundmachend

Natrium sulfuricum D6 – 3× tägl.
dicklich, gelb, grün; mild

grün

Pulsatilla D6 – 3× tägl.
erst wundmachender Fließschnupfen drinnen, dann gelb-grün, mild

Dulcamara D6 – 3× tägl.
erst Stockschnupfen draußen und nachts, dann reichlich grün, mild

Hepar sulfuris D200 – 8-stündl., 3× insgesamt
erst Fließschnupfen draußen, dann reif, eitrig, wundmachend, stinkend

Kalium bichromicum D12 – 2× tägl.
erst Fließschnupfen draußen, dann verstopft, zäh, fadenziehend, eklig

Thuja D6 – 3× tägl.
erst Fließschnupfen draußen, dann dick, eitrig, wundmachend, chronisch

reif

Pulsatilla D6 – 3× tägl.
dick, gelb, eitrig, mild

Cyclamen D12 – 2× tägl.
wie bei Pulsatilla, nur mit viel Niesen!

Hydrastis D6 – 3× tägl.
dick, gelb, zäh, wundmachend

Hepar sulfuris D200 – 8-stündl., 3× insgesamt
dick, eitrig, sahnig, wundmachend

schleimig

Kalium sulfuricum D4 – 3× tägl.
weißlich

Hepar sulfuris D200 – 8-stündl., 3× insgesamt
eitrig, locker, wundmachend

Hydrastis D4 – 3× tägl.
dick, zäh, gelb, wundmachend

Mercurius solubilis LM6 – 1× tägl. morgens
dünn, zäh, gelb-grün, ätzend

Thuja D6 – 3× tägl.
dick, grün, wundmachend

übelriechend

Kalium bichromicum D12 – 2× tägl.
gummiartig

Sulfur D6 – 3× tägl.
wie faule Eier

Hydrastis D4 – 3× tägl.
dick, zäh, eitrig

Mater perlarum D4 – 3× tägl.
chronisch, verschlampt

Tellurium D6 – 3× tägl.
Knochenfraß, Knoblauchgeruch

verschlampt

Balsamum peruvianum D4 – 3× tägl.
chronisch

Mater perlarum D4 – 3× tägl.
übelriechend

wundmachend

Kalium bichromicum D12 – 2× tägl.
zäh, fadenziehend

Mercurius corrosivus LM6 – 1× tägl. morgens
dünn, eitrig

Hydrastis D4 – 3× tägl.
dick, zäh, gelb

mit Frösteln

Camphora D1 – stündl.
sehr akut! Nase trocken verstopft, Klopfen hinter Augen

Aconitum D30 – einmalig
akut! Nase dick, heiß, trocken; fröstelt, geht aber an die frische Luft

Gelsemium D30 – 1× tägl. morgens
Nase läuft; sitzt auf der Heizung; Frost im Rücken rauf und runter

Sabadilla D30 – 1× tägl. morgens
Nase fließt; liegt in der heißen Badewanne; Frost steigt im Rücken auf

Arsenicum album D30 – 1× tägl. morgens
Nase verstopft und läuft draußen; hüllt sich warm ein, außer am Kopf

Mercurius solubilis LM6 – 1× tägl. morgens
Nase läuft sich wund, stark geschwollen; Frost wechselt mit Hitze

mit Katarrh der Ohrtrompete

Pulsatilla D6 – 3× tägl.
gelb, mild

Kalium sulfuricum D4 – 3× tägl.
weiß, klar, schleimig, mild

Kalium chloratum D4 – 3× tägl.
weiß, zäh, wund

mit Schmerz an der Nasenwurzel

Luffa D6 – 3× tägl.
Druck; drinnen trockene, schorfige Nase

Nux vomica D30 – 1× tägl. morgens
dumpfer Druck; Nase trocken, kitzelt; Hals kratzt

Sticta D6 – 3× tägl.
Völlegefühl; Nase verstopft

Sanguinaria D6 – 3× tägl.
dumpf; Nase fließt wenig, brennt

Kalium bichromicum D12 – 2× tägl.
ständiger Druck; Nase klebrig verstopft

Kalium jodatum D6 – 3× tägl.
beim Bücken; Nase drinnen verstopft

mit Niesen

Sabadilla D12 – 2× tägl.
erschütternd mit stechendem Stirnkopfschmerz über den Augen

Allium cepa D3 – 3× tägl.
als zerreiße es den Kopf

Cyclamen D12 – 2× tägl.
krampfhaft mit Flimmern vor den Augen

Gelsemium D30 – 1× tägl. morgens
ermüdend mit Hinterkopfdruck und Schwindel

Nux vomica D30 – 1× tägl. morgens
laut und kräftig beim geringsten Luftzug; öffnet Fenster

Silicea D12 – 2× tägl.
anhaltend beim geringsten Luftzug; schließt Fenster

mit anhaltender Schwäche danach

Natrium muriaticum D200 – einmalig
blaß, schwach, niedergeschlagen; möchte nur liegen

Castoreum D200 – einmalig
abgeschafft, abgehärmt; bewältigt seine Probleme nicht mehr

Phosphorus D12 – 2× tägl.
rasch erschöpft, rasch erholt im Wechsel

Influencinum D30 – 1× wöchentl.
kann sich nicht erholen, grippale Erscheinungen dauern fort

mit Stirnkopfschmerz

Eupatorium perfoliatum D6 – 3× tägl.
bei rheumatischer Grippe

Sabadilla D12 – 2× tägl.
bei krampfhaft erschütterndem Niesen

Nux vomica D30 – 1× tägl. morgens
verkatert von oben bis unten

Sticta D6 – 3× tägl.
bei Völle in der Nase und absteigendem, unstillbarem Quälhusten

Schleimstraße im Nasen-Rachen-Raum

Kalium bichromicum D12 – 2× tägl.
fadenziehender Schleim, der mühsam hervorgebracht wird

Corallium rubrum D6 – 3× tägl.
festsitzender Schleim, der widerlich geräuschvoll hervorgebracht wird

Rumex D6 – 3× tägl.
klebriger Schleim, der nicht hervorgebracht werden kann

Natrium muriaticum D200 – 1× in Wasser
davon 3× tägl. einen Schluck; Schleim tropft morgens in den Rachen

Cinnabaris D4 – 3× tägl.
strähniger Schleim

Sticta D6 – 3× tägl.
zäher Schleim

schneuzt sich ständig erfolglos

Sticta D6 – 3× tägl.
wegen Völlegefühl in der trockenen Nase

Kalium bichromicum D12 – 2× tägl.
klebriges Sekret verstopft die hintere Nase

steigt in die Bronchien ab

Bryonia D3 – 2-stündl.
tiefsitzender Hackhusten beim Übergang ins Warme

Rumex D6 – 3× tägl.
erschütternd beim Übergang ins Kalte; zieht nachts die Decke über Kopf

Sticta D6 – 3× tägl.
unstillbarer Hustenreiz nachts

Kalium bichromicum D12 – 2× tägl.
erstickender Husten draußen und morgens; nachts ruhiger

Phosphorus D12 – 2× tägl.
anhaltend trockener Husten mit anhaltender Heiserkeit

Ammonium carbonicum D3 – 2-stündl.
tiefsitzender, festsitzender Husten mit Kreislaufschwäche

besser in frischer Luft

Aconitum D30 – einmalig
trotz anfänglichem Frösteln

Allium cepa D3 – stündl.
Nase draußen frei, fließt drinnen

Nux vomica D30 – 1× tägl. morgens
Nase draußen frei trotz Kälteempfindlichkeit; drinnen, nachts verstopft

Pulsatilla D6 – 3× tägl.
trotz allgemeiner Frostigkeit

Kalium jodatum D6 – 3× tägl.
Nase läuft draußen, drinnen verstopft

Mercurius solubilis LM6 – 1× tägl. morgens
trotz Kälteempfindlichkeit; Nase läuft dünn, ätzend, stinkend

besser im Warmen

Arsenicum album D6 – 3× tägl.
fließt draußen wundmachend

Gelsemium D30 – 1× tägl. morgens
fließt draußen wundmachend oder mild

Natrium muriaticum D200 – 1× in Wasser
3× tägl. 1 Schluck; fließt draußen dünn, schaumig

Dulcamara D30 – 1× tägl. morgens
stockt draußen

Hepar sulfuris D200 – 8-stündl., 3× insgesamt
verstopft draußen, löst sich drinnen

Silicea D12 – 2× tägl.
fließt dünn, wäßrig, scharf, wundmachend

Kalium bichromicum D12 – 2× tägl.
verstopft draußen und drinnen; zieht Wärme vor

Arzneinamen

alter Rufname:	*neuer Handelsname:*
Aralia	Aralia racemosa
Cepa	Allium cepa
Luffa	Luffa operculata
Mercurius solubilis	Mercurius solubilis Hahnemanni
Naja	Naja tripudians
Natrium muriaticum	Natrium chloratum
Sinapis	Sinapis nigra
Tartarus emeticus	Tartarus stibiatus
Teucrium	Marum verum
Wyethia	Wyethia helenoides

Nachwort

Mutig haben Sie wieder Kapitel nach Kapitel umgeblättert, haben vieles erfahren dürfen, aufgesogen, und beide haben wir kräftig gelernt dabei. Durch die Anwendung der Arznei haben Sie Vertrauen gewonnen in die Arznei, in sich selbst und in das künftige Heuschnupfen-Jahr.

Denn der nächste Heuschnupfen kommt bestimmt! Dazu darf ich Ihnen tröstend einen der größten Ärzte homöopathischer Geschichte, *James Tyler KENT,* zitieren. Er schreibt: „Es ist oft nicht schwierig, Heufieber mit kurzwirkenden Mitteln zu erleichtern und die Anfälle in wenigen Tagen zu kupieren, aber eine endgültige Heilung erfordert Jahre, und der Patient muß in den Pausen zwischen den Attacken entsprechend den jeweils vorhandenen Symptomen behandelt werden. Wenn die Heufiebersymptome auftreten, verschwinden meistens die anderen Symptome. Die Symptomenbilder wechseln mit den Jahreszeiten, aber der Patient ist dauernd krank, und bei der Behandlung müssen alle Einzelsymptome zusammengefaßt und in ihrer Gesamtheit ausgewertet werden."

Nicht alle in dieser Fibel aufgeführten Arzneien sind also personenbezogen. Sie heilen nicht tiefgreifend, sondern erleichtern nur die schweren Anfälle. Die dabei erwähnten Symptome sind Ausdruck einer sogenannten *psorischen Konstitution* (= ererbte Abwehrschwäche) und bedürfen in diesem Zustand einer *antipsorischen* Arznei.

Ist jedoch der Heuschnupfen-Zustand vorbei, dann sollten Sie umgehend einen Homöopathen aufsuchen, falls Sie das nicht schon vorher taten. Dieser wird mit Ihnen zusammen in der Leidenpause Ihre personenbezogene Arznei herausarbeiten und dadurch Ihre Konstitution so stärken, daß dem Heuschnupfen im folgenden Jahr die Leidensspitze genommen wird. Irgendwann kommt endlich das Jahr, wo Sie vergeblich, erstaunt und voller Freude den Heuschnupfen erwarten. Das ist der Lohn für Ihre Hoffnung, Ihre Geduld, Ihre Treue.

Genug für heute! Schließen Sie die Seiten und lassen Sie das Gelesene nachwirken.

Ihr Norbert Enders

Weitere Bücher
von
Dr. med. Norbert Enders
aus dem Karl F. Haug Verlag

➤➤➤